Fonoaudiologia &
Home Care

Thieme Revinter

Fonoaudiologia & *Home Care*

Elizangela Aparecida Barbosa

Graduação em Fonoaudiologia pela Universidade Metodista de São Paulo
Especialização em Voz pelo Instituto do Câncer Arnaldo Vieira de Carvalho, SP
MBA em Gestão de Promoção de Saúde e Qualidade de Vida Promovido pela Associação Brasileira de Qualidade de Vida e pela Universidade Corporativa ABRAMGE em Convênio com o Centro Universitário São Camilo
Certificação Internacional em *Wellness Coaching* e *Health Coaching 360°*
Diretora-Presidente do Serviço de Fonoaudiologia na FONOHOUSE
Pesquisadora Social do IEE na PUC-SP
Fundadora e Empresária da Franquia BIOHOUSE Terapias
Autora de Livros Científicos e de Literatura Infantil
Elaboradora de Provas para Concursos e Planos de Governo na Área da Saúde

Thieme
Rio de Janeiro • Stuttgart • New York • Delhi

Dados Internacionais de Catalogação na Publicação (CIP)

B238f

Barbosa, Elizangela Aparecida
Fonoaudiologia & Home care/Elizangela Aparecida Barbosa. – 1. Ed. – Rio de Janeiro – RJ: Thieme Revinter Publicações, 2018.

112 p.: il; 14 x 21 cm
Inclui Bibliografia e Índice Remissivo
ISBN 978-85-5465-015-5

1. Fonoaudiologia. 2. Home Care. 3. Terapias Complementares. I. Título.

CDD: 616.855
CDU: 616.89-008.434

Contato com a autora:
diretoria@biohouseterapias.com.br

© 2018 Thieme Revinter Publicações Ltda.
Rua do Matoso, 170, Tijuca
20270-135, Rio de Janeiro – RJ, Brasil
http://www.ThiemeRevinter.com.br

Thieme Medical Publishers
http://www.thieme.com
Capa: Raul Rangel e Thieme Revinter Publicações

Impresso no Brasil por Zit Gráfica e Editora Ltda.
5 4 3 2 1
ISBN 978-85-5465-015-5

Nota: O conhecimento médico está em constante evolução. À medida que a pesquisa e a experiência clínica ampliam o nosso saber, pode ser necessário alterar os métodos de tratamento e medicação. Os autores e editores deste material consultaram fontes tidas como confiáveis, a fim de fornecer informações completas e de acordo com os padrões aceitos no momento da publicação. No entanto, em vista da possibilidade de erro humano por parte dos autores, dos editores ou da casa editorial que traz à luz este trabalho, ou ainda de alterações no conhecimento médico, nem os autores, nem os editores, nem a casa editorial, nem qualquer outra parte que se tenha envolvido na elaboração deste material garantem que as informações aqui contidas sejam totalmente precisas ou completas; tampouco se responsabilizam por quaisquer erros ou omissões ou pelos resultados obtidos em consequência do uso de tais informações. É aconselhável que os leitores confirmem em outras fontes as informações aqui contidas. Sugere-se, por exemplo, que verifiquem a bula de cada medicamento que pretendam administrar, a fim de certificar-se de que as informações contidas nesta publicação são precisas e de que não houve mudanças na dose recomendada ou nas contraindicações. Esta recomendação é especialmente importante no caso de medicamentos novos ou pouco utilizados. Alguns dos nomes de produtos, patentes e *design* a que nos referimos neste livro são, na verdade, marcas registradas ou nomes protegidos pela legislação referente à propriedade intelectual, ainda que nem sempre o texto faça menção específica a esse fato. Portanto, a ocorrência de um nome sem a designação de sua propriedade não deve ser interpretada como uma indicação, por parte da editora, de que ele se encontra em domínio público.

Todos os direitos reservados. Nenhuma parte desta publicação poderá ser reproduzida ou transmitida por nenhum meio, impresso, eletrônico ou mecânico, incluindo fotocópia, gravação ou qualquer outro tipo de sistema de armazenamento e transmissão de informação, sem prévia autorização por escrito.

"O segredo é não correr atrás das borboletas...
É cuidar do jardim para que elas venham até você."

Mário Quintana

Dedicatória

Dedico este livro aos funcionários, clientes e franqueados da BIOHOUSE Terapias, primeira franquia de reabilitação, da qual sou a fundadora.

Dedico a Clélia Meli Altiere que muito me ensinou e foi morar no céu.

A todos os membros da família Altiere com muito respeito, amor e carinho.

Dedico também este livro, emanando todo o Amor do universo, a uma pessoa muito especial, M. C. N. M., que foi instrumento para me conduzir ao Amor da minha vida, minha Alma Gêmea, C. R. C. N. M., por quem tenho muito Amor, Respeito e Gratidão.

Namastê !!!

"Não há como escapar à lei do Amor. É o sentimento que transmite vitalidade ao pensamento. Sentimento é desejo, e desejo é Amor. O pensamento impregnado de Amor se torna invencível!"

Charles Haanel

Agradecimentos

Agradeço a Deus pela minha vida, missão e vocação em ajudar as pessoas por meio da minha profissão.

Agradeço aos profissionais pelo carinho, acolhimento e troca de conhecimento constante.

Agradeço à fonoaudióloga Raquel Blanco de Santana pela paciência e oportunidade de trabalharmos alguns anos juntas em atendimento domiciliar (*home care*).

Agradeço a cada paciente, seus cuidadores e familiares pelo aprendizado constante.

E minha gratidão eterna a você, leitor.

Orientação

"O Segredo é... A Lei da Atração:
- Você atrai tudo aquilo que teme.
- Você atrai tudo aquilo que agradece.
- Você atrai tudo aquilo em que foca sua atenção.
- Você atrai tudo aquilo do que se queixa.
- Você atrai todas as suas experiências sem se dar conta, pelo maravilhoso poder de sua mente, que funciona ininterruptamente."

The Secret

Sumário

1 Fonoaudiologia e *Home Care* 1

2 Psicologia do Desenvolvimento Humano 3
    O que é Desenvolvimento Humano? 3
    Metas da Psicologia do Desenvolvimento Humano... 4
    Fases do Desenvolvimento Humano............... 4

3 Fonoaudiologia e *Office Care* 7

4 Desenvolvimento da Vida Idosa..................... 9

5 Terapias Complementares à Saúde 11

6 Paciente com Alzheimer............................15
    Causas 15
    Evolução da Patologia...........................15
    Diagnóstico e Tratamento 17
    Prevenção 17
    Atuação do Fonoaudiólogo 18
    Alterações de Comportamento no Paciente com
       Alzheimer e Orientações 20
    Manejo dos Sintomas 22

SUMÁRIO

7 Paciente com Acidente Vascular Cerebral (AVC) 25
  AVC Isquêmico 25
  AVC Hemorrágico 29
  Fatores de Risco 31
  Diagnóstico 32
  Medicamentos Utilizados 34
  Reabilitação 35
  Prevenção 35
  Outras Complicações e Sequelas 36

8 Paciente com Esclerose Múltipla 39
  Desmielinização 40
  Desenvolvimento da Patologia 40
  Sinais e Sintomas 41
  Diagnóstico 42
  Tratamento 42

9 Paciente com Esclerose Lateral Amiotrófica (ELA) 45
  Tipos 46
  Processo de Reabilitação e Gerenciamento
    da Doença 46
  Tratamentos 49
  Gerenciamento Fonoaudiológico nos
    Distúrbios da Fala e da Deglutição na ELA 49

10 Paciente com Parkinson 51
  Incidência no Brasil 51
  Tipos 52
  Causas 52
  Sintomas 53
  Diagnóstico 53
  Prevenção 53
  Tratamento 54

SUMÁRIO

11 Paciente Adulto com Neuropatias Periféricas.......... 55
   Síndrome dos Nervos Cranianos Caudais ou de
      Collet-Sicard 55
   Síndrome do Espaço Retroparotidiano ou de Villaret . 55
   Polirradiculoneurite Aguda ou Síndrome de
      Guillain-Barré 56
   Síndrome de Garcin 56
   Síndromes de Nervos Cranianos que Comprometem a
      Deglutição 56
   Síndrome de Tapia 57
   Síndrome do Forame Rasgado Posterior ou de Vernet . 57
   Miastenia *Gravis* 57

12 Reabilitação da Disfagia Orofaríngea 59
   Procedimentos Utilizados durante a Reabilitação das
      Disfagias Orofaríngeas........................ 61
   Paciente Traqueostomizado 72
   Técnicas de Monitoramento 75
   Próteses Orais 76

13 *Laserterapia* e Fonoaudiologia 79

14 *Laserterapia* Sistêmica (ILIB) 81
   Principais Efeitos 81
   Indicações 81
   Contraindicações 82
   Tratamento com *Laserterapia* Sistêmica 82

15 Fonoaudiologia e Eletroestimulação (EENM) 83

   Bibliografia...................................... 87

   Índice Remissivo 91

1
Fonoaudiologia e Home Care

O termo Home Care vem da língua inglesa com definição de "cuidar em casa"; eu acho lindo este termo de ser cuidado em casa ou lar, mas existem muitos termos e discussões terminológicas sobre atendimento em casa. Citarei alguns, como: Home Care, Atendimento em Casa, Atendimento no Lar, Assistência Domiciliar, Assistência em Casa, Assistência em Domicílio, Internação Domiciliar etc.

Ao longo deste livro e de outros que já lancei, onde uso as terminologias para representar o serviço de atendimento em casa, não tenho preocupação em ficar apegada aos termos e respeito cada definição terminológica e suas correntes científicas.

Então, peço licença a você leitor, pois não quero entrar no mérito terminológico, quero que, independente da terminologia, você como fonoaudiólogo ou profissional de saúde pense que realizará um atendimento na morada ou lar de cada paciente e que esse lugar é sagrado, é um lugar onde a intimidade do paciente está velada ou, às vezes, exposta e que se tem de ter muito cuidado e acima de tudo respeito às pessoas que ali habitam, ou trabalham, e que a sua postura profissional e ética deverá estar acima de tudo.

É importante lembrar que, mesmo depois de tantos atendimentos ou até anos de convivência, você é apenas o profissional e não membro daquela família; essa informação é vital para saúde dos relacionamentos dentro da internação domiciliar.

O conceito de Home Care nasce para trazer conforto e comodidade ao paciente no processo de reabilitação ou no processo final da vida que chamamos de Cuidados Paliativos; e assim as operadoras de saúde perceberam economia e redução de custo e passaram a utilizar massivamente o serviço de atendimento domiciliar.

FONOAUDIOLOGIA E HOME CARE

Vale ressaltar que a expansão do serviço de Home care iniciou-se, em 1968, no Hospital do Servidor Público Estadual de São Paulo, restrito à vigilância epidemiológica materno-infantil. E que apenas, nos anos 1990, o serviço começou a se expandir e além da equipe médica e de enfermagem, outros profissionais adentraram; ampliação esta que atingiu a fonoaudiologia com regulamentação da assistência domiciliar no Brasil.

No Brasil, o Home Care foi regulamentado pela ANVISA por meio da Resolução n° 11 em 26 de janeiro de 2006.

A Fonoaudiologia Hospitalar foi quem abriu as portas para a reabilitação e assistência domiciliar com conceito de reabilitar a disfagia em casa e realizar desmame da sonda nasoenteral (SNE) e, nos casos de paciente com traqueostomia, comunicação e desmame da mesma, quando possível.

A atuação da fonoaudiologia em assistência domiciliar se expandiu para cuidados paliativos, gerenciamento de doenças crônicas, Office Care, programas de prevenção de riscos etc.

O público-alvo é desde gestante de risco, prematuro, recém-nascido, criança, até adolescentes, adultos e idosos.

O nível de complexidade no sistema de assistência domiciliar, na maioria dos casos, é médio e alto, em que o controle de infecção e assepsia é o maior desafio, sendo necessário controle constante.

2
Psicologia do Desenvolvimento Humano

A Psicologia do Desenvolvimento Humano estuda a pessoa humana em todos os seus aspectos: físico, motor, intelectual, afetivo-emocional e social.

Estuda como e por que o indivíduo se comporta de determinada forma em uma situação de acordo com o momento e a fase da sua vida. Observando e tentando conhecer as características comuns de uma faixa etária, considerando as características universais e individuais ao correlacionar com fatores que influenciam o desenvolvimento.

A Psicologia do Desenvolvimento Humano divide-se em quatro fatores que influenciam o desenvolvimento humano:

- *Hereditariedade:* carga genética, potencial que pode ou não se desenvolver.
- *Crescimento:* aspecto físico de cada indivíduo.
- *Maturação neurofisiológica:* é o que torna possível determinado padrão de comportamento.
- *Meio:* influências e estimulação alteram o comportamento do indivíduo.

O que É Desenvolvimento Humano?

São as mudanças nas estruturas físicas, neurológicas, cognitivas e comportamentais que emergem de maneira ordenada e são relativamente duradouras.

2 PSICOLOGIA DO DESENVOLVIMENTO HUMANO

Metas da Psicologia do Desenvolvimento Humano

- Compreender as mudanças que parecem ser universais.
- Explicar as diferenças individuais.
- Explicar como o comportamento é influenciado pelo contexto ou situação ambiental.

Fases do Desenvolvimento Humano

- *Pré-Natal:* quando o indivíduo ainda é um embrião e recebe toda carga genética física, emocional, afetiva e biológica dos pais.
- *Nascimento:* no ato do nascimento o indivíduo começa a interagir com o meio externo, iniciam-se processo de crescimento e desenvolvimento físico-motor, cognitivo, emocional, intelectual e social.
- *Infância:* é na infância que a criança em desenvolvimento experimenta mudanças, posterior estabilidade passando de um estágio para outro.
- *Adolescência:* é o período de transição entre a infância e a vida adulta; ou seja, transição do período de dependência dos pais para período de treinamento da independência, autonomia e responsabilidades. Momento das alterações físicas e hormonais para desenvolvimento psicossexual.
- *Adulto:* é momento de total independência, autonomia e responsabilidades. A busca e o alcance das estabilidades emocional, financeira, profissional e afetiva.
- *Idoso:* é momento do declínio físico, ausência dos filhos, perda de amigos e cônjuge, fase também do renascimento para novos desafios e perspectivas para uma vida saudável e feliz.

Em qualquer fase da vida a Psicologia está a serviço das pessoas para auxiliá-las a viver melhor e enfrentar os desafios da vida cotidiana e compreender melhor o seu "eu" e o meio em que o indivíduo está inserido.

É de suma importância conhecer a psicologia do desenvolvimento humano para assim sabermos lidar melhor com o paciente e seus familiares no sistema domiciliar; pois os mesmos estão inseridos em sua zona de conforto com seus hábitos, costumes e peculiaridades de cada indivíduo.

E sabemos que nem todos os familiares têm conhecimento e real consciência do estado e grau de severidade da patologia do paciente.

E vale ressaltar as reações psíquicas determinadas pela experiência da perda, descritas por Elisabeth Kübler-Ross em seu livro "Sobre a morte e o morrer", com cinco estágios:

O primeiro estágio é a **Negação**. "Não pode ser verdade, comigo, não. Deve haver um engano", declaram todos os pacientes que receberam direta ou indiretamente a notícia de suas doenças. A negação funciona como "um para-choque" depois de notícias inesperadas e chocantes, deixando que o paciente se recupere com o tempo", explica a médica. Comumente, conta a autora, a negação é uma defesa temporária, logo substituída por uma aceitação parcial.

O segundo estágio é a **Raiva**, a revolta de admitir que fomos "sorteados" com algum mal sem cura. Este é o momento em que o paciente se torna "difícil", intransigente e com pouca paciência para se submeter às terapias propostas. Se compreendermos a dimensão de sofrimento desse estágio e de como a dor e o medo tornam esse paciente irascível, mudaremos nossa atitude reativa em relação a ele e, como num processo de mão dupla, a mudança provocará efeitos positivos tanto para o paciente, como para os que o cercam.

O terceiro estágio é o da **Barganha**. É fácil reconhecê-lo se fizermos uma analogia simples com o comportamento da criança que quer algo que é negado pelos pais. Primeiro ela se revolta, bate o pé e faz birra. Quando não consegue nada dessa forma, busca nova tática: trata de prometer ser boazinha para ser "recompensada". Geralmente a barganha é feita silenciosamente com Deus para receber a graça pretendida, o milagre da cura.

O quarto estágio vem a partir do insucesso da barganha e é a **Depressão**. Sua compreensão é um dos pontos fundamentais para cuidar de quem está morrendo. Existem nesse estágio dois tipos diferentes de depressão, que merecem abordagens distintas. A primeira envolve as preocupações naturais de quem quer deixar a vida organizada. A pessoa se preocupa com quem está deixando, com os filhos, se os tiver, com o tempo que resta e com o que pode fazer com ele. Neste momento alguns tendem a se arrepender do que deixaram de fazer e viver. O importante nessa hora é afastar deles esse pensamento, encorajar o paciente mostrando que não há do que se lamentar, que todos o amam e que estão bem e, assim, incentivá-los a ter mais ânimo. No segundo tipo de depressão, descreve a dra. Kübler-Ross, o paciente, em vez de se dar com uma perda passada, leva em conta perdas iminentes. "Nossa primeira reação para com as pessoas que estão tristes é tentar animá-las. Procuramos encorajá-las a olhar o lado risonho da vida, as coisas positivas que as circundam. Isto pode fazer sentido quando se trata do primeiro tipo de depressão. No segundo, o paciente não deveria ser encorajado a olhar para o lado risonho das coisas. Ele está prestes a perder tudo isso. Se apenas deixarmos que ele expressasse seu pesar, aceitará mais facilmente a situação. Ficará grato por ter companhia sem ter que ouvir constantemente que não fique triste. Este tipo de depressão é silencioso, pede apenas um "sentar-se ao lado".

O quinto e último estágio é a **Aceitação**, encontrado, afinal, por quem teve ajuda e tempo para superar os estágios anteriores. Neste momento, Kübler-Ross descreve um certo grau de "tranquila expectativa", que não se deve confundir com um estágio de felicidade. É quase uma fuga de sentimentos, escreve a autora, um estado de profundo cansaço e uma necessidade gradual de aumentar as horas de sono. É nessa hora final, diz a psiquiatra, que a família é quem, mais ainda do que o próprio paciente, necessita de compreensão e apoio.

3
Fonoaudiologia e Office Care

O Office Care, tradução da língua inglesa, é para definir atendimento no escritório, agência, clínica, consultoria define bem o cuidado do paciente *in loco*. Esses pacientes são de baixa complexidade, porém, é público diferenciado que busca o conceito de conforto e comodidade e não se importa de pagar mais por isso.

Normalmente são cantores, atores, jornalistas, políticos, locutores, empresários e profissionais liberais que buscam atendimento, para melhora da comunicação, voz, motricidade orofacial, leitura-escrita, linguagem etc.

As pessoas que buscam esse atendimento especializado normalmente não têm nenhum impedimento motor ou físico, buscam simplesmente conforto e comodidade.

O fonoaudiólogo que vai atender um ator ou um cantor, antes de uma apresentação está realizando o Office Care.

Há em alguns casos mães que não querem descolar o filho de casa para fazer terapia de linguagem ou de motricidade orofacial e buscam a comodidade do Office Care; pois mesmo sendo realizado em casa o atendimento, não há complexidade patológica ou internação domiciliar para ser considerada Home Care ou Assistência Domiciliar.

O conceito de Office Care não vale para atendimento escolar; pois existe resolução específica do Conselho Federal de Fonoaudiologia para Assessoria Escolar.

4
Desenvolvimento da Vida Idosa

O desenvolvimento humano pleno se dá com envelhecimento que acontece no desenvolvimento da vida idosa. Envelhecer é um ato sublime da vida, um presente a ser apreciado com muita leveza, cuidado e paciência.

A cada ano o nível de pessoas idosas tem aumentado na população mundial e muito tem-se discutido sobre envelhecimento saudável e a busca de novas formas de se viver com qualidade de vida e bem-estar.

O desenvolvimento da vida idosa está dividido neste texto em três etapas: físico, cognitivo e social.

- *Desenvolvimento físico*: é desencadeado por reações físicas, psicológicas, comportamentais de forma que o sujeito encara o processo de envelhecimento com otimismo e alegria ou como o fim de tudo; essa percepção impacta diretamente em sua saúde física, psíquica, emocional e na sua interação social ou na tendência ao isolamento. Sabemos que alguns declínios físicos são típicos dessa fase que se inicia para as mulheres com menopausa que é o primeiro sinal biológico do envelhecimento. E para os homens com declínio sexual, da produção de espermatozoides e da ereção. As células param de reproduzir, o corpo se torna frágil, vulnerável, aumentam os desequilíbrios e quedas; danifica as habilidades sensoriais: acuidade visual, auditiva, força muscular; o vigor diminui, acontece o rebaixamento do sistema imunológico com enfraquecimento do corpo. Vale salientar que todos os sintomas apresentados anteriormente são relativos; pois existem muitos idosos ativos sem qualquer alteração, mantendo estilo de vida saudável.

4 DESENVOLVIMENTO DA VIDA IDOSA

- *Desenvolvimento cognitivo:* está intimamente ligado com a forma com que o idoso pensa, lembra do passado e busca perspectivas para o futuro. Quanto mais ativo, dinâmico e com interação social o idoso se comporta melhor, e mais fácil será o processo de envelhecimento com a perspectiva de desenvolver novas habilidades cognitivas e aprimorar a inteligência emocional. A capacidade de apreender, reaprender e recordar está ativa durante toda a vida e sendo treinada inibe os processos de declínio, dependência e perda da autonomia.
- *Desenvolvimento social:* no mundo moderno a interação social tem sido valorizada para manter idosos ativos na prática de esportes, atividades lúdicas, artesanatos, serviços comunitários e voluntários, eventos e festas dedicados exclusivamente aos idosos. Muitos têm ampliado sua interação social para se manterem ativos, antenados ao mundo moderno e suas tecnologias e têm buscado desenvolver novas habilidades para interação social com auxílio das tecnologias e das mídias sociais.

O desenvolvimento na vida idosa é arte de se reinventar e buscar novas possibilidades para bem viver.

É de suma importância conhecer as fases do desenvolvimento da vida do idoso para entender em que fase ele se encontra ou em que estágio a patologia acometeu sua vida, e quais os danos e perdas.

5

Terapias Complementares à Saúde

O Ministério da Saúde reconhece oficialmente a importância das manifestações populares em saúde e a chamada medicina não convencional, considerada como prática voltada à saúde e ao equilíbrio da vida; por meio da Política Nacional de Práticas Integrativas e Complementares (PNPIC).

Agora, com essa medida, o Sistema Único de Saúde (SUS) oferece práticas e terapias alternativas à saúde, como: meditação, arteterapia, Reiki, florais, musicoterapia, aromaterapia, ioga, *shiatsu* e tratamentos osteoáticos, quiropráxico, naturopático.

Algumas famílias contratam terapias complementares para pacientes em internação domiciliar; é um fator benéfico para o paciente e para sua autoestima.

Na saúde existem profissionais com essa formação complementar; porém devem ser separados os momentos de atendimento do especialista e da terapia complementar, são coisas distintas que devem ser realizadas em momentos distintos, pois sabe-se que ainda não há regulamentação dessas práticas na assistência domiciliar e, portanto, não há cobertura por parte das operadoras de saúde.

Vejamos a seguir os benefícios das práticas e terapias complementares à saúde.

- **Acupuntura:** é uma ciência milenar que ajuda no tratamento de dores com sua ação de analgesia, além da sensação de aumento de bem-estar provocado pela estimulação dos pontos que aumenta a energia e diminui as dores corporais. Pesquisas apontam que acupuntura ajuda no controle do estresse e da ansiedade, prevenindo depressão e melhorando os casos de depressão já instalados.

- *Florais:* é prática de uso de essências florais para relaxamento e a cura de um determinado problema de ordem física, psíquica ou emocional. Em um paciente com muito rancor e ódio, por exemplo, o floral apropriado não combaterá esses sentimentos negativos, mas proporcionará um estágio energético de bem-estar para assim desenvolver um sentimento antagônico ao ódio que é o amor e a compaixão, restabelecendo o equilíbrio e a paz da alma.

- *Reiki:* é a terapia da imposição das mãos do terapeuta sobre o paciente para reequilibrar os centros energéticos de forças vitais do corpo humano. Estudos relacionados com essa terapia comprovam que o Reiki provoca redução do estresse, da ansiedade e da depressão, proporcionando ao indivíduo um estágio de bem-estar, leveza; ocasionado pela oxigenação das células do corpo.

- *Aromaterapia:* é uma ciência que usa fragrâncias para fins curativos com base em óleos aromáticos, essências extraídas de flores e plantas, com benefícios medicinais capazes de melhorar o bem-estar psicológico e físico e aliviar as dores.

- *Shiatsu:* é uma massagem realizada com a pressão dos dedos do terapeuta na pele do paciente, com finalidade de eliminar tensões que impedem a circulação sanguínea no corpo e equilibrar os canais e meridianos energéticos do corpo. Pesquisas comprovam que o *shiatsu* ajuda a reduzir distúrbios comportamentais, como agitação e agressividade.

- *Ioga e meditação:* são consideradas ginásticas para cérebro, porque envolvem diferentes partes do órgão para a prática de respiração consciente, movimentos, posturas, visualizações e concentração. E também podem reduzir hormônios do estresse e fatores inflamatórios, além de ajudar a controlar a ansiedade.

- *Musicoterapia:* usa a música e seus elementos e instrumentos, como: som, ritmo, melodia e harmonia para a reabilitação física, mental, emocional e social do indivíduo. Estudos demonstram que musicoterapia ajuda na timidez, expressão verbal, autoestima, interação social e na melhoria da saúde.

- *Arteterapia:* são todas expressões artísticas utilizadas com fins terapêuticos para reabilitação e interação social do indivíduo. Tudo aquilo que o adulto ou a criança não consegue dizer utilizando as palavras se expressa na forma de arte; ou melhor, se transforma em estado de arte.

"A saúde não é apenas o estado da ausência de doença, mas sim um estado de saúdes física, mental, emocional e social".

"Assim, as patologias são sintomas graves da materialização de sentimentos negativos. E essa crença tira o foco da enfermidade para olhar a condição individual do paciente e atuar nos bloqueios e nas disfunções mentais e emocionais, estimulando o que há de melhor em cada um".

6

Paciente com Alzheimer

O Alzheimer é caracterizado como o declínio progressivo da capacidade intelectual do indivíduo, com perda da capacidade de memorizar, e de se comunicar e de resolver problemas do dia a dia de suas atividades cotidianas.

Causas

A causa do Alzheimer é desconhecida, mas seus efeitos deixam marcas fortes no paciente. Normalmente, atinge a população de idade mais avançada, embora se registrem casos em jovens. Os cientistas já conseguiram identificar um componente genético do problema, só que estão longe de uma solução.

Evolução da Patologia

A evolução dos sintomas da doença de Alzheimer pode ser dividida em três estágios: leve, moderado e grave (Quadro 6-1).

O estágio leve raramente é percebido. Parentes e amigos (e, às vezes, os profissionais) veem isso como "velhice", apenas uma fase normal do processo do envelhecimento. Como o começo da doença é gradual, é difícil ter certeza exatamente de quando a doença começa. Podem ocorrer alterações como perda de memória recente, dificuldade para encontrar palavras, desorientação no tempo e no espaço, dificuldade para tomar decisões, perda de iniciativa e de motivação, sinais de depressão, agressividade, diminuição do interesse por atividades e passatempos.

No estágio moderado, as limitações ficam mais claras e mais graves, conforme a doença progride. São comuns dificuldades mais

PACIENTE COM ALZHEIMER

Quadro 6-1. Evolução dos Sintomas da Doença de Alzheimer em Seus Três Estágios

Estágio Leve	Estágio Moderado	Estágio Grave
• Problemas com a propriedade da fala (problemas de linguagem) • Perda significativa de memória – particularmente de coisas que acabaram de acontecer • Não saber a hora ou o dia da semana • Perder-se em locais familiares • Dificuldade na tomada de decisões • Ficar inativa ou desmotivada • Mudança de humor, depressão ou ansiedade • Reagir com raiva incomum ou agressivamente em determinadas ocasiões • Perda de interesse por *hobbies* e outras atividades	• Pode ficar muito desmemoriada, especialmente com eventos recentes e nomes das pessoas • Pode não gerenciar mais viver sozinha, sem problemas • É incapaz de cozinhar, limpar ou fazer compras • Pode ficar extremamente dependente de um membro familiar e do cuidador • Necessita de ajuda para a higiene pessoal, isto é, lavar-se e vestir-se • Dificuldade com a fala avança • Apresenta problemas como perder-se e de ordem de comportamento, como repetição de perguntas, gritar, agarrar-se e distúrbios de sono • Perde-se tanto em casa como fora de casa • Pode ter alucinações (vendo ou ouvindo coisas que não existem)	• Dificuldades para comer • Ficar incapacitada para comunicar-se • Não reconhecer parentes, amigos e objetos familiares • Ter dificuldade em entender o que acontece ao seu redor • É incapaz de encontrar o seu caminho de volta para a casa • Dificuldade para caminhar • Dificuldade na deglutição • Incontinências urinária e fecal • Manifestar comportamento inapropriado em público • Ficar confinada a uma cadeira de rodas ou cama

Observação: sintomas classificados em diferentes fases se mesclam em um mesmo período.

evidentes com atividades do dia a dia, com prejuízo de memória, com esquecimento de fatos mais importantes, nomes de pessoas próximas, incapacidade de viver sozinho, incapacidade de cozinhar e de cuidar da casa, de fazer compras, dependência importante de outras pessoas, necessidade de ajuda com a higiene pessoal e autocuidados, maior dificuldade para falar e se expressar com clareza, alterações de comportamento (agressividade, irritabilidade, inquietação), ideias sem sentido (desconfiança, ciúmes) e alucinações (ver pessoas, ouvir vozes de pessoas que não estão presentes).

O estágio grave é o mais próximo da total dependência e da inatividade. Distúrbios de memória são muito sérios, e o lado físico da doença torna-se mais óbvio. Nesta fase, observa-se prejuízo gravíssimo da memória, com incapacidade de registro de dados e muita dificuldade na recuperação de informações antigas, como reconhecimento de parentes, amigos, locais conhecidos, dificuldade para alimentar-se associada a prejuízos na deglutição, dificuldade em entender o que se passa a sua volta, dificuldade de orientar-se dentro de casa. Pode haver incontinências urinária e fecal e intensificação de comportamento inadequado. Há tendência de prejuízo motor, que interfere na capacidade de locomoção, sendo necessário auxílio para caminhar. Posteriormente, o paciente pode necessitar de cadeira de rodas ou ficar acamado.

Diagnóstico e Tratamento

O diagnóstico é médico. A família deverá buscar um neurologista e realizar uma bateria de exames para fechar o diagnóstico; assim, o médico estabelecerá um plano terapêutico, respeitando fases da doença com os medicamentos, adesivos e solicitar desde o início sessões de fonoaudiologia, fisioterapia e terapia ocupacional para ajudar a postergar a evolução da doença.

A comunicação entre os profissionais envolvidos é fundamental para sucesso terapêutico no tratamento da patologia.

Prevenção

Incurável, o Alzheimer ainda não possui uma forma de prevenção. Os médicos acreditam que manter a cabeça ativa e uma boa vida social permite, pelo menos, retardar a manifestação da doença.

PACIENTE COM ALZHEIMER

Entre as atividades recomendadas para estimular a memória estão leitura constante, exercícios de aritmética, jogos inteligentes e participação em atividades de grupo. E é primordial para o retardo da evolução da doença: fisioterapia, fonoaudiologia, terapia ocupacional podendo ser complementado com as terapias complementares de saúde.

Atuação do Fonoaudiólogo

A atuação do fonoaudiólogo inicia-se logo após o diagnóstico, e seu papel é retardar ao máximo a evolução progressiva da doença; proporcionando maior qualidade de vida e bem-estar do paciente. Quanto mais tempo o paciente estiver na fase inicial ou moderada da doença, melhor qualidade de vida, e quando o paciente se encontra na fase avançada, será tratado como cuidado paliativo.

Desde a fase inicial da doença deverá ser feita a elaboração do diário de alimentação para acompanhar e monitorar a função de deglutição. O mesmo deverá conter tipo de alimento, quantidade, horário da oferta, textura do alimento, se houver intercorrência, como queda de saturação, lacrimejamento, tosse e engasgos.

Em todas as fases do Alzheimer deverá haver presença do fonoaudiólogo com objetivo de melhorar a qualidade de vida do paciente até a fase avançada, quando o objetivo será proporcionar conforto e bem-estar até seu último minuto de vida sempre com muita responsabilidade e segurança. Em todas as fases podem-se utilizar materiais, ferramentas e técnicas que complementam a terapia fonoaudiológica, como: bandagem, eletroestimulação, ultrassonografia, *laser* etc.

No Quadro 6-2 são apresentados exemplos de exercícios fonoaudiológicos indicados para o tratamento de cada estágio da doença de Alzheimer. Em cada fase deverão ser analisadas as particularidades de cada paciente e traçar melhor um plano terapêutico que pode ser de fonoterapia duas ou três vezes por semana com sessões de 40 a 50 minutos para não desgastar o paciente. O ideal na fase inicial da doença será fonoterapia três vezes por semana para impedir ao máximo a evolução progressiva da doença, e na fase de cuidados paliativos uma ou duas vezes por semana, avaliando cada caso, e em casos em que o paciente chega nesses cuidados e ainda come por via oral sem intercorrência de doenças pulmonares e a família em comum acordo quer

Quadro 6-2. Exercícios Fonoaudiológicos Indicados nos Diferentes Estágios da Doença de Alzheimer

Estágio Leve

- Respiratórios de sopro e consciência respiratória associada à música e meditação com objetivo de prevenção pulmonar e eliminação de estresse.
- Motricidade orofacial: mastigação, bocejo, bochecho, bico, sorriso, língua dentro e fora da cavidade bucal, associado à deglutição de saliva, estimulações tátil e térmica em cavidade oral. Trabalhar exercícios ativos e passivos.
- Linguagem: oral e escrita; falar e escrever na lousinha ou computador, ler em voz alta, fazer passatempos como caça-palavra e palavra cruzada, desenhar, montar quebra-cabeça, pintar, recortar e colar, escrever cartas, receitas, lista de compras etc. Estímulos sensório-motores com diferentes texturas e cores.
- Equilíbrio: com rotação, elevação e abaixamento do pescoço. Abaixar e levantar fixando ponto.
- Coordenação motora fina: estimular cerebelo tocando suavemente as pontas de cada dedo separadamente e também movimentos sincronizados com ambas as mãos.
- Deglutição: estimular alimentação saudável com pouca comida no prato e alimentos diversificados e que colorem o prato respeitando orientação da nutricionista.

Estágio Moderado

- Respiratórios de sopro e consciência respiratória associada à música e meditação com objetivo de prevenção pulmonar e eliminação de estresse.
- Motricidade orofacial: mastigação, bocejo, bochecho, bico, sorriso, língua dentro e fora da cavidade bucal, associado à deglutição da saliva, estimulações tátil e térmica em cavidade oral. Trabalhar exercícios ativos e passivos; vale ressaltar que nessa fase a resposta aos exercícios ativos é mínima sendo importante intensificar os passivos.
- Linguagem: nesta fase o paciente perde a capacidade de leitura e escrita; porém cabe ao terapeuta e cuidador estimular com leituras pausadas, músicas, filmes, histórias, fotos de família e estímulos sensório- motores com diferentes texturas e cores.
- Equilíbrio: com rotação, elevação e abaixamento do pescoço. Abaixar e levantar fixando ponto.
- Coordenação motora fina: estimular cerebelo tocando suavemente as pontas de cada dedo separadamente e também movimentos sincronizados com ambas as mãos. O paciente passa a perder essa capacidade.

(Continua.)

Quadro 6-2. Exercícios Fonoaudiológicos Indicados nos Diferentes Estágios da Doença de Alzheimer *(Continuação)*

- Deglutição: estimular alimentação saudável com pouca comida no prato e alimentos diversificados e que colorem o prato respeitando orientação da nutricionista. Intensificar exercícios de deglutição e motricidade orofacial; pois Disfagia nessa fase começa a evoluir progressivamente.

Estágio Grave

- Motricidade orofacial: apenas exercícios passivos com a estimulação tátil térmica, massagens facial e cervical.
- Linguagem: nesta fase o paciente perde a capacidade de leitura e escrita; porém cabe ao terapeuta e cuidador estimular com leituras pausadas, músicas, filmes, histórias, fotos de família e estímulos sensório-motores com diferentes texturas e cores.
- Equilíbrio: com rotação, elevação e abaixamento do pescoço realizado pelas mãos do terapeuta e não mais sob comando; associado à massagem para reduzir rigidez.
- Deglutição: na grande maioria dos casos nesta fase a alimentação é via sonda sob orientação da nutricionista e estimulo de alimento intraoral apenas por prazer gustativo e com muito critério por causa do autorrisco de broncoaspiração.

manter esse prazer, é necessário planejamento. E em casos de alimentação apenas com presença do profissional fonoaudiólogo há casos de fonoterapia cinco, sete, quatorze vezes por semana para gerenciamento seguro da alimentação por via oral; este fato depende da situação clínica do paciente, da situação socioeconômica da família e da liberação da operadora de saúde.

Alterações de Comportamento no Paciente com Alzheimer e Orientações

Insônia

- Procure deixar o ambiente do quarto silencioso e com pouca luz.
- Certifique-se de que a cama e as roupas, usadas pelo paciente para dormir, sejam confortáveis e não estejam molhadas, para que ele não se sinta apertado e não passe frio ou calor.
- Tente evitar que o paciente durma durante o dia, envolvendo-o em atividades agradáveis que afastem o sono.

PACIENTE COM ALZHEIMER   6

Delírios

- O paciente tem a sensação de estar sendo perseguido, tente explicar o que está acontecendo, onde ele está e que ninguém fará mal a ele.
- Sempre dê parâmetro de realidade, explicitando fatos.
- Se uma determinada pessoa for considerada nociva, certamente será incluída no delírio e isto a afastará de qualquer possibilidade de oferecer ajuda.

Alucinações

- Em hipótese alguma discuta com o paciente sobre a veracidade do que ele está vendo ou ouvindo.
- Certifique-se que no ambiente não há algum objeto ou fator desencadeante da alucinação, como, por exemplos: uma planta fazendo sombra, o vento fazendo barulho na cortina, objeto de decoração que a perturbe.

Sexualidade Exacerbada

- Evite situações, sons e imagens que possam ocasionar estimulação sexual.
- Na hora da higiene íntima esclareça, informe ao paciente que é o momento da higienização, explicando porque e para que do fato.
- Procure médico e/ou psicólogo para identificação e solução do problema.

Perambulação

- Na parte interna das roupas, faça identificação com o nome, endereço e número de telefone.
- Esconda as chaves da casa e do carro para evitar que o paciente tente sair de casa.
- Coloque nas portas e nos portões sinos ou até câmeras para evitar fuga do paciente.

PACIENTE COM ALZHEIMER

Agressividade

- Em caso de agressividade, tente mudar o foco, chamando a atenção do paciente para outra coisa, como paisagem, fotos, música etc., como uma tentativa para acalmá-lo.
- Proponha fazer outra atividade do tipo motora, como: caminhar.
- E tente de maneira sutil descobrir o motivo da reação da agressividade e evite repetir a situação.

Depressão

- A depressão necessita de tratamentos psicológico e medicamentoso, não espere, pois, o quadro não melhora sozinho, apenas se agrava com o tempo. O tratamento minimiza o sofrimento do paciente.
- Sempre propicie acolhimento do paciente em meio às conversas e atividades familiares; pois exclusão apenas agrava o quadro.
- A expressão de amor, carinho e cuidado ajuda o paciente a sair do quadro de depressão.

Ansiedade

- Mantenha ambiente calmo, organizado, seguro e agradável para rotina do paciente.
- Evite conversas, brigas e discussões desnecessárias na frente ou próximo ao paciente.
- Evite gritar ou falar alto com o paciente.
- Evite toda e qualquer agitação desnecessária no ambiente que o paciente está inserido.

Manejo dos Sintomas

- Evite reações emocionais negativas com ou na frente do paciente.
- Nunca trate o paciente com impaciência, agressividade ou ainda com irritabilidade. Esses sentimentos podem aumentar conflito e ocasionar no paciente repúdio, distanciamento; além de gerar sentimentos de impotência, medo, tristeza, desânimo, dificuldades de lidar com perdas.
- Não trate o paciente com desprezo e indiferença.

PACIENTE COM ALZHEIMER 6

- Nunca ignore os desejos e atitudes do paciente, porque ele não se recordará, depois este fato poderá enfraquecer os vínculos e a interação social do paciente.
- A ausência de resposta favorece a passividade e pode exacerbar confusão e até agressividade.
- Não use aceitação com permissividade excessiva; tente entender as atitudes do paciente e apresentar os riscos para aquela situação e impor postura de cuidados com imposição de limites.

7

Paciente com Acidente Vascular Cerebral (AVC)

No Brasil, o acidente vascular cerebral (AVC) é a principal causa de morte por incapacidade: são 130 mil pessoas que morrem vítimas da doença. Além disso, estima-se que, em 2030, o número mundial de mortes pode ser de 7,8 milhões.

O acidente vascular cerebral, mais conhecido pela sigla AVC, é uma séria condição médica que acontece quando o suprimento de sangue que vai para o cérebro é rompido. Isto acontece porque, como todos os órgãos, o cérebro, para funcionar adequadamente, necessita de oxigênio e determinados nutrientes que provêm do sangue. Portanto, quando há um rompimento no fluxo sanguíneo, as células do cérebro começam a morrer, ocasionando diversos problemas cerebrais, podendo até chegar à morte.

Por ser uma das doenças que mais matam no mundo, o AVC é uma urgência médica e necessita de tratamento imediato, pois quanto antes diagnosticado o que está acontecendo, menos danos o paciente sofrerá.

O AVC pode ser classificado em dois tipos: isquêmico e hemorrágico.

AVC Isquêmico

O AVC Isquêmico é o tipo mais comum – acomete cerca de 80% dos pacientes, e se deve a falta do fluxo sanguíneo para o cérebro. Isto pode ocorrer por três razões:

- Obstrução arterial por um trombo ou um êmbolo.
- Queda na pressão de perfusão sanguínea, como em casos de choque.

7 PACIENTE COM ACIDENTE VASCULAR CEREBRAL (AVC)

- Obstrução na drenagem do sangue venoso – como acontece na trombose venosa, o que dificulta a entrada do sangue arterial no cérebro.

Vale salientar que, nos primeiros momentos em que o AVC ocorre, não há morte do tecido cerebral, mas, por conta da falta de suprimento sanguíneo, ele se degenera muito rapidamente. Porém, há uma região em volta do acidente que possui um fluxo de sangue reduzido e que se mantém vivo por um tempo ainda. A ela, dá-se o nome de penumbra, e é justamente nela que os esforços terapêuticos se concentram na hora do tratamento.

Dentro do AVC isquêmico há ainda um subtipo, chamado ataque isquêmico transitório (AIT). Um ataque isquêmico transitório (AIT) é frequentemente designado por mini-AVC e acontece quando o fornecimento de sangue para o cérebro é interrompido por um curto período de tempo. O AIT deve ser tratado como uma emergência e procurar atendimento médico de urgência para avaliação.

Os sintomas são muito semelhantes a um acidente vascular cerebral (como a fraqueza de um lado do corpo, perturbações visuais e fala arrastada), contudo são temporários, duram alguns minutos ou horas, e depois desaparecem completamente dentro de 24 horas.

Num AIT, a parte afetada do cérebro fica sem oxigênio apenas alguns minutos. O AIT é um sinal de que uma parte do cérebro não está a receber sangue suficiente e que há um risco de um acidente vascular cerebral mais grave no futuro.

Na avaliação, na maioria dos casos, o médico iniciará o tratamento imediatamente com uma aspirina diariamente.

A equipe médica também avaliará o risco presente de contrair um acidente vascular cerebral mais grave:

- Se o risco for elevado, deverá ser acompanhado por um especialista dentro das 24 horas do início dos sintomas e, se possível, também deverá fazer uma ressonância magnética no cérebro nessas 24 horas.
- Se o risco for baixo, deverá ser acompanhado por um especialista dentro de uma semana e deverá fazer uma ressonância magnética ainda nessa semana.

Se o especialista acreditar que o ataque isquêmico transitório ou mini-AVC poderá ser provocado pelo bloqueio de uma artéria na

PACIENTE COM ACIDENTE VASCULAR CEREBRAL (AVC)

parte da frente do pescoço, deverá fazer um *scan* das artérias carótidas no prazo de uma semana desde o início dos sintomas.

Se o bloqueio passar a ser significativo, então poderá ter de fazer uma operação na carótida dentro de duas semanas desde o AIT, se for seguro e adequado à sua saúde.

Causas

Como esse tipo de AVC acontece por conta da falta de sangue no cérebro, alguns fatores podem ser extremamente perigosos para que ele acometa uma pessoa, ainda mais se ela já for um pouco mais de idade. Dentre esses fatores, estão:

- Tabaco.
- Hipertensão arterial.
- Obesidade.
- Alto nível de colesterol.
- Histórico familiar de doenças cardíacas ou diabetes.
- Uso abusivo de bebidas alcoólicas.

Fora esses fatores que podem causar o AVC isquêmico, uma outra causa possível é ter um ritmo de batimento cardíaco irregular, o que pode gerar coágulos sanguíneos no cérebro. Esta irregularidade no batimento cardíaco pode ser consequência de:

- Hipertensão.
- Doença da artéria coronária.
- Doença da válvula mitral.
- Pericardite.
- Hipertireoidismo.
- Uso abusivo de bebida alcoólica.
- Ingestão de muita cafeína contida em chás, cafés e energéticos.

Sintomas

- Perda repentina da força muscular e/ou da visão.
- Sensação de dormência no rosto, braços ou pernas.
- Dificuldade em se comunicar e compreender.
- Fala arrastada.
- Tontura.
- Formigamento num dos lados do corpo.
- Alterações da memória.

PACIENTE COM ACIDENTE VASCULAR CEREBRAL (AVC)

Tratamento

Para tratar este tipo de AVC, os médicos precisam restaurar rapidamente o fluxo sanguíneo para o cérebro do paciente.

Tratamento Emergencial com Medicamentos

Este procedimento, se feito de maneira rápida, pode não só aumentar a sua chance de sobrevivência, mas também de reduzir as eventuais complicações. Os médicos podem-se utilizar de:

- *Aspirina:* reduz a probabilidade de outro AVC ocorrer.
- *Injeção intravenosa de ativador do plasminogênio dos tecidos:* restaura o fluxo sanguíneo pela dissolução do coágulo.

Procedimentos Emergenciais

Às vezes, o médico pode recorrer a procedimentos emergenciais que não os medicamentos citados anteriormente. Esses procedimentos podem ser:

- Medicamentos injetados diretamente no cérebro.
- Remoção mecânica do coágulo.

Importante: Estudos recentes dizem que esses dois procedimentos não são benéficos para grande parte dos pacientes com AVC. É preciso que os médicos verifiquem detalhadamente se o uso desses procedimentos pode ser feito ou não.

Demais Procedimentos

Para diminuir as chances de o paciente sofrer um outro AVC, os médicos podem recomendar um procedimento que abrirá uma artéria que está estreitada por conta do acúmulo de gorduras. Veja quais são:

- *Endarterectomia carotídea:* este procedimento visa à retirada das placas que estão impedindo o sangue a ter o seu fluxo normal dentro das artérias localizadas no pescoço. É preciso enfatizar que a endarterectomia também possui certos riscos, principalmente em pessoas que tenham doenças cardíacas ou outras condições médicas.
- *Angioplastia e* stents: através do uso de um balão, as artérias estreitadas são expandidas. Em seguida, um *stent* – pequeno tubo expansível e em forma de malha – é inserido a fim de apoiar a artéria aberta.

PACIENTE COM ACIDENTE VASCULAR CEREBRAL (AVC)

AVC Hemorrágico

Este tipo de AVC é o menos comum de ocorrer, porém não deixa de ser grave. Ele acontece quando há uma ruptura de um vaso sanguíneo localizado dentro do crânio do paciente, causando uma ação irritativa por conta do contato do sangue com o parênquima nervoso (tecido cerebral com maior função). Além disso, essa inflamação, juntamente com a pressão que o coágulo faz sobre o tecido nervoso, prejudica e degenera o cérebro, bem como a sua função.

A hemorragia intracraniana acontece por um desses dois motivos:

- Ruptura dos aneurismas de Charcot-Bouchard – pequenas bolsas das artérias cerebrais que se formam por hipertensão arterial descontrolada ou não tratada.
- Sangramento de aneurismas cerebrais no espaço liquórico ou subaracnóideo (partes formadoras do cérebro) – provavelmente possuem origem congênita.

Causas

A principal causa do AVC hemorrágico é a hipertensão arterial, condição que acaba enfraquecendo as artérias do cérebro, tornando-as mais propensas à ruptura.

Vários são os fatores que podem aumentar a sua pressão arterial:

- Estar acima do peso ou ser obeso.
- Beber álcool de forma exagerada.
- Fumar.
- Não se exercitar.
- Estresse.

Além da hipertensão, outra causa comum do AVC hemorrágico é o acontecimento de um trauma na cabeça. Na maioria dos casos, a causa é óbvia. Porém, há alguns que não apresentam sinal algum de trauma na região do crânio, especialmente em pessoas idosas.

Sintomas

- Dor de cabeça repentina.
- Edema cerebral.

PACIENTE COM ACIDENTE VASCULAR CEREBRAL (AVC)

- Aumento da pressão intracraniana.
- Náuseas e vômitos.
- Déficits neurológicos bem parecidos com os do AVC isquêmico.

Tratamento

No caso de um AVC hemorrágico, os médicos trabalham para controlar o sangramento que há dentro de seu cérebro e também diminuir a pressão exercida sobre o mesmo.

Medidas Emergenciais

Se você fizer uso de medicamentos para prevenir os coágulos sanguíneos, como a Varfarina ou o Clopidogrel, transfusões de sangue podem ser feitas para combater os efeitos dos diluentes do sangue. Além disso, você pode ser tratado também com medicamentos que baixarão a pressão intracraniana, a pressão arterial e também para prevenir vasospasmo e convulsões.

Cirurgia para Reparar os Vasos Sanguíneos

O procedimento cirúrgico pode ser utilizado para reparar anomalias que estão presentes nos vasos sanguíneos, em decorrência de um AVC. O procedimento indicado pode ser um dos seguintes:

- *Clipagem cirúrgica:* com o auxílio de uma pequena braçadeira, o médico a coloca na base do aneurisma, para estancar o fluxo de sangue que está indo em direção a ele.
- *Embolização endovascular:* através de imagens provindas de raios X, o médico insere pequenas bobinas destacáveis para dentro do aneurisma. Essas bobinas bloqueiam o fluxo de sangue e faz com que ele coagule.
- *Remoção cirúrgica do aneurisma:* caso o aneurisma esteja em um local acessível do cérebro, o médico pode optar por removê-lo e, assim, evitar que o AVC se agrave.
- *Desvio intracraniano:* em alguns casos, o desvio de certos vasos sanguíneos pode ser uma opção para melhorar a circulação do sangue na região do cérebro.
- *Radiocirurgia esterotáxica:* através de múltiplos feixes de radiação, essa radiocirurgia é um tratamento usado para reparar eventuais malformações vasculares.

PACIENTE COM ACIDENTE VASCULAR CEREBRAL (AVC)

Fatores de Risco

Além dos fatores que acabam por agilizar o acontecimento das causas do AVC, há também diversos outros que podem ser classificados da seguinte forma:

1. **Gênero**: os casos de AVC são mais comuns em homens do que em mulheres, a não ser que se trate da terceira idade, pois aí o problema acomete mais as mulheres do que os homens. Supõe-se que isto aconteça pelo fato de as mulheres viverem mais do que os homens, e o AVC ser mais comum em pessoas de mais idade. Além disso, a gravidez e o uso de pílulas anticoncepcionais podem aumentar ainda mais o risco de um AVC nas mulheres.
2. **Raça**: as pessoas listadas a seguir possuem maior chance de terem AVC do que os brancos – porém, essas chances diminuem, conforme a idade vai avançando:
   - Americanos nativos.
   - Hispânicos.
   - Asiáticos.
   - Afro-americanos.
3. **Estilo de vida**: Alguns fatores do seu estilo de vida podem influenciar diretamente na ocorrência de um AVC:
   - Fumar.
   - Dieta.
   - Falta de exercício físico.
   - Excesso de álcool.
   - Excesso de drogas.
4. **Medicamentos e doenças**: como já dito, pílulas anticoncepcionais podem aumentar o risco de chance do AVC. Porém, além dele, medicamentos que afinam o sangue também são potenciais riscos, como a Varfarina, o Xarelto e o Eliquis. Fora os medicamentos, algumas condições médicas também podem aumentar a sua chance de ter AVC em algum momento da sua vida. Veja:
   - Problemas vasculares e do coração.
   - Diabetes.
   - Histórico de AVC ou mini-AVC.
   - Colesterol alto.
   - Hipertensão arterial.

PACIENTE COM ACIDENTE VASCULAR CEREBRAL (AVC)

- Obesidade.
- Síndrome metabólica.
- Enxaqueca.
- Doença falciforme.
- Condições que causam hipercoagulabilidade.
- Condições que causam sangramento excessivo, como a falta de plaquetas ou hemofilia.
- Tratamento com medicamentos que são trombolíticos.
- Histórico de aneurisma ou anormalidades vasculares no cérebro.
- Síndrome do ovário policístico.
- Tumores no cérebro, especialmente os malignos.

5. **Idade**: Adultos com mais de 65 anos são os que possuem maior risco de serem acometidos por um AVC, especialmente se são:
   - Hipertensos.
   - Diabéticos.
   - Sedentários.
   - Acima do peso.
   - Fumantes.

Diagnóstico

Caso suspeite de que você, ou alguém que você conheça, está tendo um AVC, um diagnóstico caseiro pode ser feito no ato para verificar se o caso é o acidente vascular ou não. Esse diagnóstico se chama FAST (do inglês: *face* (rosto), *arms* (braços), *speech* (fala) e *time* (tempo) e é um teste eficaz, pois 9 em cada 10 casos de AVC podem ser identificados apenas com esse teste.

- *Rosto:* peça à pessoa para sorrir. Um dos lados do rosto está com aspecto "tombado"?
- *Braços:* peça à pessoa para levantar ambos os braços. Um dos braços insiste em ficar mais baixo ou é incapaz de se levantar?
- *Fala:* peça à pessoa para dizer uma frase bem simples. Ela está falando de forma estranha ou arrastada?
- *Tempo:* se observar qualquer um desses sinais, chame imediatamente uma ambulância e fique no aguardo do atendimento médico. Lembre-se: o tempo, nesse caso, é fundamental.

PACIENTE COM ACIDENTE VASCULAR CEREBRAL (AVC)

Após chegar ao hospital, o médico – que poderá ser um médico de emergência (clínico geral), um neurologista ou um neurocirurgião – realizará uma bateria de exames em você, a fim de descobrir exatamente o que causou o AVC. A realização desse procedimento é muito importante, pois só assim o tratamento mais eficaz poderá ser indicado.

Dentre os exames, estão:

Exame Clínico

Essa primeira etapa pode ser subdividida em outras três:

1. O médico irá fazer perguntas sobre os sintomas que o paciente vem tendo, quando começaram e o que estava sendo feito quando os sintomas apareceram. Após isso, ele verificará se esses sintomas ainda permanecem.
2. Em seguida, o médico vai querer saber sobre os medicamentos que o paciente toma, bem como o histórico familiar de doenças cardíacas, AIT e AVC.
3. Por fim, o médico irá examinar alguns sinais, como a pressão arterial e os batimentos cardíacos. Além disso, ele poderá fazer uso, também, de um oftalmoscópio, a fim de verificar se há sinais de cristais minúsculos de colesterol ou coágulos nos vasos sanguíneos na parte de trás dos olhos do paciente.

Exame de Sangue

Apenas um exame clínico não dará ao médico um diagnóstico preciso. Por isso, é preciso fazer exames adicionais. Um deles é o exame de sangue, que pode identificar o tempo de coagulação do sangue, bem como a taxa de açúcar presente nele e se os produtos químicos críticos ao sangue estão fora de equilíbrio.

Além disso, um exame de sangue também pode identificar se você possui algum tipo de infecção.

Tomografia Computadorizada

Através de uma série de raios X, a tomografia computadorizada visa a criar uma imagem detalhada do seu cérebro. Dentre diversos fatores, ela pode mostrar uma hemorragia, um tumor ou, no caso, um AVC.

7 PACIENTE COM ACIDENTE VASCULAR CEREBRAL (AVC)

Ressonância Magnética

Na ressonância magnética, o médico consegue verificar se o seu tecido nervoso está danificado por algum acidente vascular ou hemorragia cerebral por ondas de rádio e ímãs.

Ultrassom da Carótida

Com este teste, ondas sonoras criam imagens do interior das artérias carótidas localizadas no pescoço. Através dele, é possível verificar se há acúmulo de placas gordurosas e também se o fluxo de sangue está normal ou não.

Angiografia do Cérebro

Na angiografia, o médico insere um cateter por uma pequena incisão (normalmente localizada na virilha) e o move entre as suas artérias principais, bem como na carótida ou artéria vertebral. Com este procedimento, é possível ver detalhadamente as artérias do cérebro e do pescoço e constatar se há algum tipo de alteração.

Ecocardiograma

Através de ondas sonoras, o médico consegue ver imagens detalhadas do seu coração. Por conta disso, o eletrocardiograma mostra se há alguma fonte de coágulo no órgão e que possa, eventualmente, ter se deslocado até o cérebro, causando, assim, o AVC.

Medicamentos Utilizados

No tratamento do AVC o uso desses medicamentos normalmente visa a evitar futuras complicações. Dentre eles estão:

- Sinvastatina.
- Aradois.
- Aspirina Prevent.
- Atorvastatina Cálcica.
- Cebralat.
- Cilostazol.
- Clopidogrel.
- Marevan.

PACIENTE COM ACIDENTE VASCULAR CEREBRAL (AVC)

É importante que os profissionais de saúde esclareçam o paciente para nunca se automedicar ou interromper o uso de um medicamento sem antes consultar um médico. Somente ele poderá dizer qual medicamento, dosagem e duração do tratamento é o mais indicado para o seu caso em específico, e caso os sintomas persistirem, procure orientação médica ou farmacêutica.

Reabilitação

Pessoas que, felizmente, sobreviveram a um AVC, precisam de suporte e tratamentos de reabilitação em médio e longo prazos:

- *Fisioterapia:* para restaurar o movimento perdido e equilíbrio.
- *Terapia ocupacional:* para reaprender a executar tarefas diárias, como as que envolvem higiene pessoal.
- *Fonoaudiologia:* para melhorar a capacidade de linguagens oral e escrita e também função vital de alimentação via oral com reabilitação da disfagia.
- *Psicólogo:* para ajudar a lidar com os sentimentos de ansiedade ou depressão.

Prevenção

A prevenção é de extrema importância para manter a saúde em dia e, assim, evitar que um AVC o acometa. Veja as dicas:

- Procure saber se você possui alguma doença que possa vir a desencadear um AVC (como diabetes, hipertensão ou colesterol alto).
- Seja ativo e faça exercícios físicos regularmente.
- Tenha uma dieta saudável no seu dia a dia, rica em verduras e legumes e com pouco sal.
- Controle o seu consumo de álcool.
- Evite fumar – caso o faça, procure parar o quanto antes.
- Aprenda a reconhecer os primeiros sintomas do AVC (teste FAST).

Com essas dicas e as demais informações constantes neste texto, controlar seus fatores de risco, bem como saber identificar os primeiros sinais de um AVC, será muito mais fácil.

PACIENTE COM ACIDENTE VASCULAR CEREBRAL (AVC)

Outras Complicações e Sequelas

Um caso de AVC pode, muitas vezes, trazer algumas complicações temporárias ou permanentes – isto vai depender bastante da intensidade do acidente e de quanto tempo o cérebro ficou sem receber oxigênio. É válido ressaltar que algumas dessas complicações podem ser revertidas com programas de recuperação e reabilitação.

Paralisia ou Perda do Movimento dos Músculos

Um lado do seu corpo pode ficar completamente imóvel após um caso de AVC – normalmente os músculos mais afetados são os do rosto e os dos braços.

A título de curiosidade, caso o lado paralisado seja o esquerdo, o lado do cérebro danificado pelo AVC foi o direito. Em contrapartida, se a paralisação ocorre do lado direito do corpo, o dano no cérebro aconteceu do lado esquerdo.

Dificuldade em Conversar ou Engolir

Um AVC pode causar danos aos músculos em torno de sua boca e de sua garganta, o que acaba causando dificuldades na hora de falar e também na de engolir o que se ingere.

Além disso, pode haver também dificuldade na linguagem, seja ela falada, lida ou escrita.

Perda de Memória ou Dificuldade em Pensar

Muitas pessoas que sofreram um AVC acabam perdendo parte de suas memórias. Outras, por sua vez, possuem dificuldade na hora de pensar e raciocinar.

Problemas Emocionais

Pessoas que tiveram AVC têm maior dificuldade em controlar as suas emoções. Às vezes acabam desenvolvendo depressão também.

Síndrome de Dor Central

Em alguns casos, os pacientes de AVC possuem dor, dormência ou outras sensações estranhas nas partes afetadas pelo acidente.

Além disso, esses pacientes podem tornar-se mais sensíveis às mudanças climáticas, principalmente no frio.

PACIENTE COM ACIDENTE VASCULAR CEREBRAL (AVC)

Mudanças na Capacidade de Comportamento e Cuidado Próprio

Algumas pessoas vítimas de AVC podem tornar-se mais retraídas e antissociais. Elas talvez precisem de ajuda na preparação de tarefas diárias simples, como beber um copo d'água.

Hidrocefalia

Cerca de 10% das pessoas que tiveram um AVC também desenvolverão um caso de hidrocefalia, condição que ocorre quando há excesso de líquido cefalorraquidiano nas cavidades do cérebro. Esse líquido é produzido pelo cérebro para proteger a si mesmo e também a medula espinhal.

A hidrocefalia pode ser caracterizada pelos seguintes sintomas:

- Dor de cabeça.
- Náusea e vômitos.
- Perda de equilíbrio.

Trombose Venosa Profunda (TVP)

Estima-se que 5% das pessoas que sofreram com um AVC também sofrerão com uma trombose em um futuro próximo. Essa condição se deve ao fato de um coágulo de sangue se formar em sua perna e acomete, em sua maioria, as pessoas que perderam os movimentos desse membro.

Dentre os sintomas da trombose estão:

- Inchaço.
- Dor.
- Pele quente.
- Sensibilidade do músculo.
- Vermelhidão, principalmente na panturrilha.

8

Paciente com Esclerose Múltipla

A **esclerose múltipla (EM)** é uma doença crônica que compromete o sistema nervoso central (SNC), formado por cérebro, cerebelo, tronco encefálico e medula espinal (Fig. 8-1).

Atualmente cerca de 35 mil brasileiros são portadores de esclerose múltipla.

A incidência geral é entre 20 e 50 anos de idade, predominando entre as mulheres.

A causa é desconhecida, mas vários aspectos genéticos e ambientais podem desencadeá-la, bem como infecções virais, exposição ao sol, estresse entre outros.

Na esclerose múltipla, as lesões nos nervos causam distúrbios na comunicação entre o cérebro e o corpo.

- Cérebro
- Cerebelo
- Tronco encefálico
- Medula espinhal

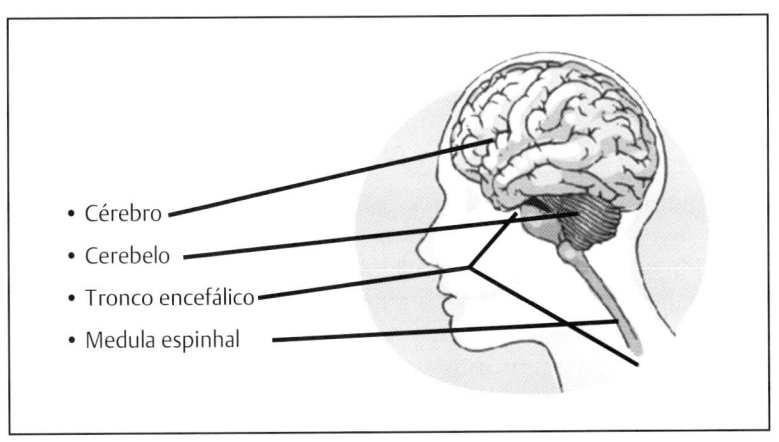

Fig. 8-1. Sistema Nervoso Central (SNC).

PACIENTE COM ESCLEROSE MÚLTIPLA

A esclerose múltipla causa muitos sintomas diferentes, entre eles perda da visão, dor, fadiga e comprometimento da coordenação motora.

Os sintomas, sua gravidade e duração variam conforme a pessoa. Alguns indivíduos podem não apresentar sintomas por quase toda a vida, enquanto outros têm sintomas crônicos graves que nunca desaparecem.

Para gerenciamento, fisioterapia, fonoaudiologia e boa nutrição associadas a acompanhamento medicamentoso que suprimem o sistema imunológico podem ajudar a combater os sintomas e retardar a progressão da doença.

Desmielinização

Nos portadores de esclerose múltipla as células imunológicas invertem seu papel: em vez de protegerem o sistema de defesa do indivíduo, passam a agredi-lo, produzindo inflamações. As inflamações afetam particularmente a bainha de mielina – uma capa protetora que reveste os prolongamentos dos neurônios, denominados axônios, responsáveis por conduzir os impulsos elétricos do sistema nervoso central para o corpo e vice-versa.

Com a mielina e os neurônios lesionados pelas inflamações, as funções coordenadas pelo cérebro, cerebelo, tronco encefálico e medula espinhal ficam comprometidas. Desta forma surgem os sintomas típicos da doença, como alterações na visão, na sensibilidade do corpo, no equilíbrio, na força muscular dos membros e, consequentemente, na mobilidade ou locomoção.

A recuperação dos ataques destas inflamações (desmielinização), chamados de surtos, pode ser total ou parcial.

Desenvolvimento da Patologia

Os surtos (desmielinização) ocorrem a partir do surgimento de um novo sintoma neurológico ou piora significativa de um sintoma "antigo", com duração mínima de 24 horas. Para ser considerado um novo surto, é necessário que ocorra um intervalo mínimo de 30 dias entre eles – caso contrário, considera-se o sintoma "dentro" do mesmo surto em andamento.

O quadro clínico de cada surto é variável e pode associar-se a mais de um sintoma. Alguns pacientes apresentam piora dos sintomas na ocorrência de febre ou infecções, frio extremo, calor, fadiga, exercício físico, desidratação, variações hormonais e estresse emocional – no geral são situações transitórias.

Atenção especial às infecções, pois agravam o quadro clínico do paciente, desencadeando sintomas que podem ser considerados "falsos ou pseudossurto".

A primeira forma de esclerose múltipla chamada surto-remissão ou remitente-recorrente (EMRR) engloba cerca de 85% dos casos. Ela é caracterizada pela ocorrência dos surtos e melhora após o tratamento (ou espontaneamente). Geralmente ocorre nos primeiros anos da doença com recuperação completa e sem sequelas. Os surtos duram dias ou semanas. Em média os surtos se repetem uma vez por ano, caso não se inicie o tratamento adequado.

Em um prazo de 10 anos aproximadamente, metade desses pacientes evoluirá para a segunda forma da doença, conhecida como secundariamente progressiva (EMSP). Nesta etapa os pacientes não se recuperam mais plenamente dos surtos e acumulam sequelas. Eles têm, por exemplo, uma perda visual definitiva ou maior dificuldade para andar, o que pode levar à necessidade de auxílio para mobilidade ou locomoção, como apoio de bengala ou cadeira de rodas.

Nos 10% dos casos restantes ocorre a chamada forma progressiva primária (EMPP). Nela há gradativa piora das funções – sem ter necessariamente surtos. E 5% dos pacientes apresentam a quarta forma doa doença, mais rápida e agressiva, chamada progressiva com surtos (EMPS). Nesta quarta forma estão combinados a progressão paralela do processo desmielinizante e comprometimento mais precoce dos axônios.

Sinais e Sintomas

Os mais citados são:

- *Fadiga:* (fraqueza ou cansaço).
- *Sensitivas:* parestesias (dormências ou formigamentos); nevralgia do trigêmeo (dor ou queimação na face).
- *Visuais:* neurite óptica (visão borrada, mancha escura no centro da visão de um olho – escotoma – embaçamento ou perda visual), diplopia (visão dupla).
- *Motoras:* perda da força muscular, dificuldade para andar, espasmos e rigidez muscular (espasticidade).

- *Ataxia:* falta de coordenação dos movimentos ou para andar, tonturas e desequilíbrios.
- *Esfincterianas:* dificuldade de controle da bexiga (retenção ou perda de urina) ou intestino.
- *Cognitivas:* problemas de memória, de atenção, do processamento de informações (lentificação).
- *Mentais:* alterações de humor, depressão e ansiedade.

Diagnóstico

Para o diagnóstico da esclerose múltipla são utilizados os critérios de McDonald, 2010, que considera:

- O número de lesões (três).
- A localização e o tempo de existência das lesões (lesões recentes captam o contraste, as mais antigas não).
- Os critérios clínicos: um único exame de ressonância basta para fechar o diagnóstico.

O médico também pode solicitar o exame de coleta de liquor (líquido cefalorraquidiano [LCR]) líquido extraído por uma punção na coluna lombar –, que ajudará a reforçar o diagnóstico, com objetivo de constatar a presença de anticorpos anormais no liquor (indicadores do processo autoimune causados pela doença).

Existem outros testes e exames complementares que podem ser solicitados para diferenciar as doenças com sintomas semelhantes ou confirmar o diagnóstico.

Diagnosticar a doença precocemente faz toda a diferença. Quanto mais cedo o tratamento é iniciado, maior a chance de modificar em longo prazo o curso natural da esclerose múltipla – reduzindo o número de surtos, lesões e sequelas neurológicas.

Tratamento

Na maioria dos casos o tratamento é medicamentoso, e em casos muito específicos é recomendado o transplante de medula óssea.

Atualmente há diversos medicamentos que auxiliam no tratamento dos pacientes, como imunomoduladores e imunossupressores, incluindo as betainterferonas, o acetato de glatirâmer e os anticorpos monoclonais. Eles têm o objetivo de combater o surgimento de lesões no sistema nervoso central, a ocorrência de surtos, o acúmulo de sequelas e também a progressão das dificuldades neurológicas.

Os corticosteroides de alta dose e de uso endovenoso proporcionam uma recuperação mais rápida ao paciente e por isso são mais recomendados do que a plasmaférese (técnica de transfusão que permite retirar plasma sanguíneo de um doador ou de um doente). Estes tratamentos são restritos aos surtos e não modificam a evolução da doença.

Também são utilizados tratamentos para alívio dos sintomas que a doença provoca, como fadiga e a espasticidade – melhorando a qualidade de vida dos pacientes.

A decisão para o melhor tratamento a seguir deve ser tomada pela equipe de saúde em conjunto com paciente e sua família.

O gerenciamento da evolução da patologia é fundamental com acompanhamento da equipe de reabilitação com fisioterapia para melhora da locomoção do paciente, da fonoaudiologia para garantir comunicação eficiente e deglutição sem risco pulmonar para não agravamento da doença e nutricional para fortalecimento do sistema imunológico do paciente, evitando sustos de desmielinização.

9
Paciente com Esclerose Lateral Amiotrófica (ELA)

A esclerose lateral amiotrófica (ELA) é uma doença neurológica de etiologia desconhecida que compromete os feixes motores juntamente com os núcleos motores dos nervos cranianos e o corno anterior da medula espinal. Tal doença pode afetar desde adultos jovens até idosos, sendo uma tendência que nos jovens a enfermidade é de evolução fatal mais rapidamente.

A ELA causa a depleção dos neurônios motores superiores e inferiores, com tempo médio de sobrevivência compreendido entre três a cinco anos após o início dos primeiros sintomas.

A fraqueza muscular é uma marca inicial na ELA, ocorrendo em, 60% dos pacientes. As mãos e os pés podem ser afetados primeiro, causando dificuldades em se levantar, andar ou usar as mãos para as atividades diárias, como se vestir, lavar e abotoar roupas. Se a fraqueza e a paralisia continuarem a se espalhar para os músculos do tronco, a doença eventualmente afeta a fala, a deglutição, a mastigação e a respiração.

Na ELA, 30% dos pacientes começam com sintomas bulbares que incluem disfagia, disartria e alterações fonatórias. E não está claro se o comprometimento bulbar implica na deterioração simultânea das três funções ou se elas podem ter uma evolução independente. Existem escalas para avaliar individualmente essas funções, que são de difícil quantificação clínica.

A detecção da mensuração adequada de suas alterações permite avaliar adequadamente a incapacidade existente. Uma avaliação é necessária para guiar o tratamento fonoaudiológico e para mensurar os efeitos do tratamento.

PACIENTE COM ESCLEROSE LATERAL AMIOTRÓFICA (ELA)

O objetivo do tratamento fonoaudiológico é para manter pelo maior tempo possível estas habilidades e para criar estratégias de comunicação alternativa, quando a comunicação oral não é eficaz.

Os objetivos da reabilitação são para manter uma fala compreensível, usando exercícios de coordenação fono-respiratória e mobilidades labial e lingual. Exercícios de reabilitação também enfocam as diferentes fases da deglutição para melhorar o controle oral do bolo alimentar e para aprender técnicas facilitadoras e manobras posturais que favoreçam a passagem do bolo alimentar.

Tipos

ELA Esporádica

Este é o tipo predominante de ELA em que não existem outras pessoas na família acometidas pela doença. Não se sabe ainda o motivo de seu surgimento. A demora na conclusão do diagnóstico faz com que os pacientes já estejam bastante debilitados, quando tomam conhecimento dos cuidados que a doença requer. Geralmente atinge de forma mais agressiva e com um percurso mais rápido.

ELA Familiar

Apenas 10% dos pacientes acometidos pela ELA se enquadram no tipo familiar ou hereditário, onde ocorre uma mutação genética que é transmitida entre as gerações. Embora considerado um baixo percentual no universo da ELA, as famílias que apresentam esta mutação possuem vários casos numa mesma geração, e a probabilidade de transmitir o gene mutado é de 50% em cada gravidez. Vê-se que a doença progride numa escala de progressão geométrica. Constatamos que neste tipo de ELA a evolução é mais lenta e há casos de pacientes com longo tempo de convívio com a doença.

Processo de Reabilitação e Gerenciamento da Doença

É estabelecido com bases individuais de acordo com o curso e a apresentação clínica da doença.

Disfagia na ELA – o ato de deglutir é uma sequência complexa de eventos motores integrados, que são programados dentro de um "modelo gerador", o centro medular da deglutição.

A deglutição não é um reflexo, mas, até certo ponto, uma reação programada que só é iniciada mediante correta combinação das vias sensoriais centrais e periféricas da medula.

PACIENTE COM ESCLEROSE LATERAL AMIOTRÓFICA (ELA)

Um rompimento nestas vias aferentes influencia profundamente na habilidade de iniciar a deglutição. Enquanto a sequência de eventos motores que constituem a deglutição é constante, as relações temporárias entre os eventos são modificadas de acordo com as características do bolo alimentar. Embora influenciada pelos *inputs* sensoriais e corticais, a ativação muscular sequencial não altera os músculos periorais até o músculo cricofaríngeo. Esta é uma evidência da existência de um centro gerador para a deglutição humana. A rede de deglutição no tronco cerebral inclui o núcleo do trato solitário e núcleo ambíguo, com a formação reticular, fazendo sinapse para os feixes dos neurônios motores bilateralmente. De acordo com a função normal, a rede de deglutição do tronco cerebral recebe *inputs* que descem do córtex cerebral. O córtex pode disparar a deglutição e modular a atividade sequencial do tronco cerebral. As interações das regiões acima do tronco cerebral, até o presente, não são completamente compreendidas, particularmente em humanos. Métodos de neuroimagem funcional foram introduzidos recentemente na pesquisa da deglutição de humanos. Isto tem mostrado que a deglutição voluntária é representada em múltiplas regiões corticais bilateralmente, mas de maneira assimétrica. A organização cortical da deglutição pode ser modificada constantemente pela modulação de impulsos sensoriais ascendentes com impulsos motores descendentes. A fisiopatologia da disfagia pode ser categorizada baseando-se na disfunção de um ou mais dos sete amplos mecanismos que constituem a deglutição: preparação do bolo alimentar, lubrificação, controle oral, fechamento do palato, fechamento das vias aéreas, propulsão faríngea e abertura do esfíncter esofágico superior.

A disfagia é um dos mais importantes problemas enfrentados na esclerose lateral amiotrófica. Não é incomum como um sintoma inicial na ELA.

Com o decorrer do tempo, pois se trata de uma patologia progressiva com evolução inexorável, os nervos motores romboencefálicos vão sendo acometidos, sendo que a fala inicia a diminuir de volume, tornando-se mais fraca, advindo também disfagia. Por causa disso, há acúmulo de saliva, havendo sialorreia excessiva e, posteriormente, aspiração, se não forem utilizadas sondas nasoenterais ou gastrostomia percutânea, no estágio final.

A **Disartria** é a disfunção da fonação, é um componente frequente na disartria e é sempre uma característica observada na avaliação clínica. Mas o distúrbio vocal pode dificultar a avaliação, porque: a) a análise de cada tipo de distúrbio vocal pode ser mudada e b) a desordem vocal na disartria sempre ocorre ao longo com outras características que afetam articulação, ressonância e respiração.

A fala disártrica na ELA é caracterizada por lentidão, fraqueza, imprecisão articulatória e incoordenação do sistema estomatognático; podendo, também, estar comprometidos os aspectos de respiração, fonação, ressonância e articulação. Com a evolução da doença, ocorre lentificação progressiva da velocidade da fala, que se torna lenta e laboriosa.

A mensagem torna-se mais simples, curta e com uso de vocabulário rotineiro, para uma melhor compreensão do ouvinte. Em fases mais avançadas, como uma disartria grave, a comunicação oral restringe-se a responder questões por meio do uso de palavras-chave ou "sim/não".

E outros meios de comunicação passam a ser utilizados: comunicação alternativa, comunicações gráfica, simbólica e/ou computadorizada (sistema de varredura de códigos), facilitando a comunicação do paciente com a equipe, os familiares e demais pessoas.

Os sintomas bulbares e pseudobulbares são critérios diagnósticos de esclerose lateral amiotrófica.

Um dos sintomas precoces de envolvimento bulbar é a deterioração vocal com a presença evidente da **Disfonia**.

As ferramentas de avaliação vocal nos pacientes com ELA têm sido feitas principalmente por análise perceptiva. Os parâmetros objetivos, incluindo medidas acústicas, medidas aerodinâmicas e o tempo máximo de fonação, têm sido mensurados somente em um pequeno grupo de pacientes.

A alteração laríngea pode ser uma característica relevante na sintomatologia clínica dos falantes diagnosticados com ELA.

Em adição à disfonia, a função deglutitória também é prejudicada.

Na forma bulbar da ELA, a voz e/ou as dificuldades de deglutição são sempre os sintomas iniciais da doença. Um exame cuidadoso dos músculos inervados pelos nervos bulbares e a avaliação da trajetória do déficit progressivo nos músculos afetados ajudarão a solidificar um diagnóstico preciso.

PACIENTE COM ESCLEROSE LATERAL AMIOTRÓFICA (ELA)

Tratamentos

Os tratamentos atuais são os de suporte ao paciente, como ênfase na fonoterapia, em especial com técnicas que auxiliam a deglutição, a fala e a respiração, além de cuidados de enfermagem, terapia ocupacional, fisiatria e fisioterapia, bem como de nutrição (tanto quanto o paciente pode deglutir, como quando o paciente necessita de apoio externo – sondas ou gastrostomia).

E com relação a medicamentos, o único remédio que prorrogou o tempo de evolução da doença em cerca de 3 a 6 meses foi o Riluzole. Aliado a isso se utilizam medicamentos suportivos, tipo anti-inflamatório (p. ex., Celebra©) e vitamina E, bem como sintomáticos, como analgésicos, antidepressivos (tanto para dor quanto para diminuir a sialorreia – p. ex., amitriptilina) entre outros, alguns médicos utilizam anticolinesterásicos cerca de 30-40 minutos antes das refeições (p. ex., piridostigmina como o utilizado na miastenia *gravis*) para auxiliar um pouco na deglutição.

Gerenciamento Fonoaudiológico nos Distúrbios da Fala e da Deglutição na ELA

A detecção precoce desses distúrbios permite aos fonoaudiólogos avaliar objetivamente os prejuízos funcionais e traçar metas realistas de reabilitação.

A atuação do Fonoaudiólogo é essencial, uma vez que a comunicação oral se desintegre durante a doença. Pacientes tratados desde estágios precoces da doença conseguem desenvolver mecanismos musculares adaptativos e diminuir o risco de aspiração traqueal mesmo com graves alterações musculares.

O tratamento consiste em propiciar uma deglutição segura por meio de procedimentos compensatórios adquiridos, de exercícios miofuncionais e do aprendizado e técnicas que estimulam a propriocepção oral, alterações posturais e manobras de deglutição.

Quando a fala já não pode ser compreendida, estratégias adaptativas, como a linguagem de sinais, mímica, postura e comunicação alternativa por sistemas de computação, podem serutilizados. Sistemas de microcomputação proporcionam aos pacientes anártricos com uma habilidade para comunicar suas necessidades, embora nenhum sistema possa competir com a fala natural.

A habilidade de deglutir seguramente pode ainda se manter, mesmo quando a voz e a habilidade de articulação forem semelhantes a uma comunicação oral ineficiente.

Os pacientes com desordens na fase orofaríngea da deglutição podem ser reabilitados por programas de avaliação radiológica para definir as desordens de deglutição anatômicas ou fisiológicas, seguidos do uso de selecionadas e cuidadosas estratégias terapêuticas e/ou compensatórias. As estratégias compensatórias são designadas para eliminar os sintomas da desordem de deglutição, aspiração e deglutição ineficiente, e incluem mudanças posturais, melhora dos *inputs* sensoriais, mudanças nas características da alimentação (viscosidade, temperatura, sabor), modificações no volume e no ritmo da apresentação, e manobras intraorais.

As estratégias de processo terapêutico são designadas para mudar a fisiologia da deglutição e incluem uma série de exercícios de movimento, procedimentos de integração sensorial e motora, e manobras para deglutição.

Os efeitos de todos esses procedimentos podem ser avaliados durante procedimentos de diagnóstico radiológico, uma vez que a anatomia orofaríngea do paciente e a fisiologia da deglutição possam ser definidas. Geralmente, a avaliação da deglutição pode ser completada tão cedo o paciente seja identificado como disfágico, e um planejamento apropriado de reabilitação da deglutição é realizado.

10

Paciente com Parkinson

A doença de Parkinson é uma doença degenerativa do sistema nervoso central, crônica e progressiva. É causada por uma diminuição intensa da produção de dopamina, que é um neurotransmissor (substância química que ajuda na transmissão de mensagens entre as células nervosas).

A dopamina ajuda na realização dos movimentos voluntários do corpo de forma automática, ou seja, não precisamos pensar em cada movimento que nossos músculos realizam, graças à presença dessa substância em nossos cérebros. Na falta dela, particularmente numa pequena região encefálica chamada substância negra, o controle motor do indivíduo é perdido, ocasionando sinais e sintomas característicos, que veremos adiante.

Incidência no Brasil

No Brasil existem poucos números sobre a doença de Parkinson, e esta não é uma doença de notificação compulsória. Números não oficiais apontam para pelo menos 250 mil portadores. Porém, se considerarmos o levantamento epidemiológico de todos os portadores de doença de Parkinson em um estudo realizado no interior de uma cidade de Minas Gerais com idosos de 64 anos de idade ou mais, veremos que a prevalência de Parkinson, neste estudo, foi de 3,3%. Extrapolando para o número de idosos em nosso país, veremos que provavelmente são mais de 600 mil parkinsonianos com 64 anos de idade ou mais. E isto não leva em conta os portadores da doença jovens, aqueles que desenvolvem em idades bem inferiores à faixa etária típica. Por isto, seja no Brasil ou em qualquer país do mundo, trata-se da segunda doença neurodegenerativa mais comum. Se considerarmos o envelhecimento da população brasileira nas próximas décadas, poderemos entender o impacto desta enfermidade, social e econômico, em um futuro não muito distante.

Tipos

Este conjunto de sinais e sintomas neurológicos é chamado de síndrome parkinsoniana ou parkinsonismo. Doenças diferentes e causas muito diversas podem produzir essa síndrome parkinsoniana. Entretanto, a principal causa dessa síndrome é a própria doença de Parkinson, em aproximadamente 70% dos casos.

Os demais casos relacionam-se com enfermidades ou condições clínicas em que os sintomas são semelhantes, porém outras características estão presentes, e a história clínica e a evolução ajudarão no diagnóstico diferencial. Portanto, quando um médico faz menção ao parkinsonismo ou síndrome parkinsoniana, ele não estará necessariamente se referindo à doença de Parkinson. Uma causa importante de parkinsonismo secundário é o uso de certos medicamentos (p. ex., algumas das drogas usadas para vertigens, tonturas e doenças psiquiátricas e alguns remédios para hipertensão). A importância de se identificar esses casos é que os sintomas são potencialmente reversíveis com a interrupção dos medicamentos que os causaram.

Causas

Com o envelhecimento, todos os indivíduos saudáveis apresentam morte progressiva das células nervosas que produzem dopamina. Algumas pessoas, entretanto, perdem essas células (e consequentemente diminuem muito mais seus níveis de dopamina) num ritmo muito acelerado e, assim, acabam por manifestar os sintomas da doença.

Não se sabe exatamente quais os motivos que levam a essa perda progressiva e exagerada de células nervosas (degeneração), muito embora o empenho de estudiosos deste assunto seja muito grande. Admitimos que mais de um fator deve estar envolvido no desencadeamento da doença. Esses fatores podem ser genéticos ou ambientais.

PACIENTE COM PARKINSON

Sintomas

Os principais sintomas da doença de Parkinson são a lentidão motora (bradicinesia), a rigidez entre as articulações do punho, cotovelo, ombro, coxa e tornozelo, os tremores de repouso notadamente nos membros superiores e geralmente predominantes em um lado do corpo quando comparado ao outro e, finalmente, o desequilíbrio. Estes são os chamados "sintomas motores" da doença, mas podem ocorrer também "sintomas não motores" como diminuição do olfato, alterações intestinais e do sono. E seguido pelos três "Ds" que são: Disfagia, Disartria e Disfonia.

A queixa principal para Disfagia são: uma voz gurgly (*de borbulha*); uma sensação de que algo está preso na garganta, dificuldade para manter a comida ou líquido na boca, dificuldade para engolir medicamentos, perda de peso não intencional; desconforto no peito; azia, dor de garganta, lentidão e em comer. Em casos graves, os pacientes podem ter que usar uma sonda de alimentação para manter a hidratação e nutrição.

Diagnóstico

O diagnóstico da doença de Parkinson é essencialmente clínico, com base na correta valorização dos sinais e sintomas descritos. O profissional mais habilitado para tal interpretação é o médico neurologista, que é capaz de diferenciar esta doença de outras que também afetam involuntariamente os movimentos do corpo. Os exames complementares, como tomografia cerebral, ressonância magnética etc., servem apenas para avaliação de outros diagnósticos diferenciais. O exame de tomografia computadorizada por emissão de fóton-único para quantificar a dopamina cerebral (SPECT-Scan) pode ser utilizado como uma ferramenta especial para o diagnóstico de doença de Parkinson, mas é, na maioria das vezes, desnecessário, diante do quadro clínico e evolutivo característico.

Prevenção

Não há como prevenir a doença de Parkinson com os recursos disponíveis atualmente. Embora hoje seja possível identificar indivíduos com alto risco de conversão para Parkinson, por exemplo, portadores assintomáticos de genes patogênicos, as estratégias medicamentosas e com outras terapias alternativas ainda não se mostraram eficazes para prevenir a progressão da doença.

PACIENTE COM PARKINSON

Tratamento

A doença de Parkinson é tratável, e geralmente seus sinais e sintomas respondem de forma satisfatória às medicações existentes. Esses medicamentos, entretanto, são sintomáticos, ou seja, eles repõem parcialmente a dopamina que está faltando e, desse modo, melhoram os sintomas da doença. Devem, portanto, ser usados por toda a vida da pessoa que apresenta tal enfermidade, ou até que surjam tratamentos mais eficazes. Ainda não existem drogas disponíveis comercialmente que possam curar ou evitar de forma efetiva a progressão da degeneração de células nervosas que causam a doença. Há diversos tipos de medicamentos antiparkinsonianos disponíveis, que devem ser usados em combinações adequadas para cada paciente e fase de evolução da doença, garantindo, assim, melhor qualidade de vida e independência ao enfermo. Também existem técnicas cirúrgicas para atenuar alguns dos sintomas da doença de Parkinson, que devem ser indicadas caso a caso, quando os medicamentos falharem em controlar tais sintomas. Tratamento adjuvante com equipe multiprofissional é muito recomendado, além de atividade física regular. O objetivo do tratamento, incluindo medicamentos, fisioterapia, fonoaudiologia, suporte psicológico e nutricional, atividade física entre outros é melhorar a qualidade de vida do paciente, reduzindo o prejuízo funcional decorrente da doença, permitindo que o paciente tenha uma vida independente, com qualidade, por muitos anos.

O papel do fonoaudiólogo é fundamental para tratar e impedir evolução rápida e progressiva da patologia nos três "Ds" Disfagia, Disfonia e Disartria. O processo terapêutico tem de ser fundamentado em exercícios para voz, fala e deglutição; vale salientar que a maior causa de morte em portadores dessa doença é por disfagia.

11

Paciente Adulto Com Neuropatias Periféricas

O sistema nervoso periférico pode ser afetado por patologias que comprometem os núcleos dos pares cranianos motores ou o corno anterior da medula na sua porção eferente ou os gânglios dos nervos cranianos sensitivos e gânglios da raiz posterior espinal.

Outras patologias podem comprometer as fibras nervosas dos nervos na sua porção motora, sensitiva ou ambas. E, além disso, pode haver comprometimento dos neurônios e das fibras concomitantemente.

Os processos podem ser traumáticos, carenciais, isquêmicos, inflamatórios e infecciosos, tóxicos, degenerativos, autoimunes, paraneoplásicos etc.

Síndrome dos Nervos Cranianos Caudais ou de Collet-Sicard

As principais causas são traumáticas e tumorais, sendo similar à síndrome do forame rasgado posterior, acrescida do envolvimento do nervo hipoglosso, que causa paralisia da hemilíngua.

Síndrome do Espaço Retroparotidiano ou de Villaret

Além do comprometimento dos 4 últimos nervos cranianos, a síndrome ainda apresenta um quadro de Claude Bernard-Horner, pela lesão dos nervos simpáticos na loja retroparotidiana.

As principais causas são traumáticas e tumorais.

A granulomatose de Wegener pode comprometer esses nervos cranianos romboencefálicos no nível da retrofaringe.

Polirradiculoneurite Aguda ou Síndrome de Guillain-Barré

A síndrome de Guillain-Barré é uma doença imunomediada de etiologia ainda discutida e que em geral se inicia por alteração de sensibilidade nos membros inferiores, sendo a sintomatologia tanto sensitiva, quanto motora de característica ascendente, com evolução de 1 a 4 semanas, chegando muitas vezes à quadriparesia com insuficiência respiratória.

A variante da síndrome de Guillain-Barré é a Miller Fischer, que se inicia por comprometimento de nervos cranianos, principalmente oculomotores, e pode alterar a deglutição, com o comprometimento nos nervos romboencefálicos.

Seu diagnóstico é feito pelo exame de liquor e eletroneuromiografia, havendo dissociação proteíno-citológica na primeira, e processo desmielinizante na segunda.

Além do tratamento sintomático e cuidados em UTI nos casos graves, podem ser incluídos no seu tratamento procedimentos, como plasmaférese e uso de gamaglobulina; atualmente sua mortalidade está ainda em torno de 5 a 10% dos pacientes.

Síndrome de Garcin

Causada em geral por tumores invasivos da base do crânio, compromete de maneira progressiva e unilateralmente todos os nervos cranianos, sem acompanhamento de sinais e sintomas de hipertensão intracraniana ou comprometimento dos feixes dos nervos do tronco cerebral.

Síndromes de Nervos Cranianos que Comprometem a Deglutição

Os nervos cranianos romboencefálicos, que têm entre suas funções a deglutição, podem ser comprometidos por lesão na fossa posterior e base do crânio e pescoço, isto é, em todo o seu trajeto até a orofaringe.

O comprometimento pode ser isolado, mas é raro, porque o glossofaríngeo, o vago e o acessório do vago possuem origem real (núcleos motores e gânglios sensitivos), origem aparente e trajeto das fibras muito próximo dentro da fossa posterior e na base do crânio.

O comprometimento em conjunto caracteriza algumas síndromes neurológicas que incluem na sua sintomatologia o comprometimento da deglutição.

- Síndrome do forame rasgado posterior ou de Vernet.
- Síndrome dos nervos cranianos caudais ou de Collet-Sicard.
- Síndrome do espaço retroparotidiano ou de Villaret.
- Síndrome de Tapia.
- Síndrome de Garcin.

Síndrome de Tapia

Em geral de causa traumática, compromete o vago, acessório e hipoglosso, resultando em uma hemiparalisia glossolaríngea.

Síndrome do Forame Rasgado Posterior ou de Vernet

Nesta síndrome estão comprometidos os nervos glossofaríngeo, vago e acessório, principalmente por causas de natureza tumoral, traumática ou inflamatória (meningites da base, como a tuberculosa).

Nessa síndrome encontramos hemiparalisia velopalatina, laríngea e faríngea, arreflexias palatina e laríngea, paralisia com atrofia dos músculos esternocleidomastóideo e trapézio, anestesia da parede posterior da faringe e da laringe, hipogeusia ou ageusia do terço posterior da língua.

Miastenia *Gravis*

A miastenia *gravis* é uma doença autoimune da placa motora, em que anticorpos contra os receptores da acetilcolina impedem um adequado acoplamento entre o neurotransmissor e seu receptor. Assim, há diminuição da atividade colinérgica nos músculos, dando, clinicamente, fraqueza muscular, cuja principal característica é a flutuabilidade, havendo piora da função quanto maior o uso da musculatura.

Inicia-se, em geral, comprometendo a musculatura extrínseca ocular (elevador da pálpebra, músculos retos e oblíquos do olho), sendo mais frequente em mulheres quando inicia antes dos 50 anos, e estando muitas vezes associada a timomas.

PACIENTE ADULTO COM NEUROPATIAS PERIFÉRICAS

Frequentemente compromete a musculatura da faringe e laringe, causando disfagia e disfonia que pioram com o passar do dia, à medida que o paciente fala e engole repetidamente, ou simplesmente pelo fato de estar mais cansado de um modo geral.

Nas situações mais graves há crise miastênica, causando risco de vida para os pacientes, sendo comprometidos os músculos respiratórios, necessitando de assistência ventilatória em CTI.

O estudo eletroneuromiográfico define o comprometimento no nível da placa motora pelo teste de estimulação repetitiva e pela eletromiografia de fibra única.

O tratamento é feito com medicações anticolinesterásicas, como a piridostigmina (inibe a ação da enzima que degrada a acetilcolina na fenda sináptica, ofertando, assim, maior quantidade de acetilcolina para disputar competitivamente com o anticorpo o acoplamento com o receptor de acetilcolina pós-sináptico). Além disso, outras drogas imunossupressoras, como o corticoide (prednisona), a azatioprina, o mofetil micofenolato etc., podem auxiliar na diminuição da formação dos anticorpos específicos contra o receptor de acetilcolina. Aliado a esses recursos, o uso da imunoglobulina e da plasmaférese, em especial em situações críticas, faz com que o paciente tenha uma melhora importante. A timectomia é um dos recursos que pode ser utilizado, porém somente em pacientes que estejam bem estabilizados clinicamente. Geralmente pacientes jovens e do sexo feminino se beneficiam mais desse procedimento.

12

Reabilitação da Disfagia Orofaríngea

O processo terapêutico tem como objetivo mudar a fisiologia da deglutição, podendo ser necessária a utilização de estratégias compensatórias para redirecionar e melhorar a deglutição, evitando, desta forma, que ocorram as aspirações traqueais e broncoaspiração.

Durante o processo de reabilitação estamos mexendo no comportamento e no funcionamento do organismo.

A reabilitação tem por objetivo alcançar a "independência funcional" do paciente, seja motora, comunicativa seja alimentar.

Nas disfagias mecânicas, quanto nas neurogênicas, isto se traduz pela conquista de uma alimentação eficiente, de acordo com as possibilidades de cada paciente.

O ato de reabilitar significa garantir que as atividades rotineiras sejam realizadas com funcionalidade, mesmo sendo de maneira diferente dos indivíduos considerados normais, ou seja, sem déficit.

Os sintomas clínicos observáveis não proporcionam informações detalhadas para permitir a identificação do problema anatômico ou neuromuscular específico, por isso a realização de exames complementares, como a videofluoroscopia da deglutição, a avaliação nasofibroscópica ou endoscópica da deglutição, a cintilografia, a manometria, a eletromiografia de superfície e a eletromiografia laríngea – usada para avaliar a fase faríngea da deglutição, pode ser solicitada como procedimentos necessários.

Para reabilitarmos um indivíduo portador de disfagia orofaríngea que seja feita uma avaliação clínica detalhada da deglutição, que possibilite a obtenção de informações e dados do sujeito que nortearão o plano terapêutico de reabilitação ou gerenciamento da deglutição.

A avaliação é porta de entrada no processo de reabilitação e, quando avaliamos, já estamos planejando a terapia fonoaudiológica, ou seja, já estamos fazendo o raciocínio clínico do que é necessário para reabilitar determinada alteração. E, na maioria das vezes, não fechamos o diagnóstico fonoaudiológico na primeira avaliação.

Sempre que atendemos o paciente, continuamos avaliando para chegarmos à conclusão do seu caso ou até mesmo para mudarmos nossa conduta terapêutica com a evolução diária ou regressão de cada indivíduo.

Vale salientar que devemos saber quando chegamos ao limite terapêutico, como também deixar claro para os familiares e pacientes que nem sempre a alta fonoaudiológica é sinônimo de alimentar-se exclusivamente por via oral.

O paciente que permanece com o aporte nutricional pela via alternativa de alimentação e alimentando-se por via oral somente por prazer através de consistências, volume, temperatura e utensílios específicos para o seu quadro, também pode estar de alta da terapia fonoaudiológica e ser somente gerenciado pelo fonoaudiólogo.

O gerenciamento fonoaudiológico inicia-se com a intervenção do fonoaudiólogo na disfagia, desde a organização do local em que se processa o atendimento no caso da residência do paciente; a fim de criar rotina durante as refeições do paciente.

A reabilitação da disfagia apresenta uma abordagem fisiológica de terapias que tem como objetivo normalizar, adaptar ou compensar a função da deglutição. Vejam os tipos de terapias que podem ser direta ou indireta:

- Terapia direta: consiste na aplicação das técnicas, com oferecimento do bolo, que visam a compensar ou treinar a eficiência da deglutição. A terapia direta tende a reforçar determinados comportamentos durante a deglutição. Nesta fase, muitas vezes o paciente apresenta alimentação mista, via alternativa de alimentação e via oral, ocorrendo o trabalho integrado do fonoaudiológico com o serviço de nutrição.

- Terapia indireta: consiste na aplicação de técnicas, sem oferecimento do bolo, visando apenas à deglutição de saliva, a fim de melhorar os aspectos de mobilidade e sensibilidade de todas as estruturas envolvidas no processo de deglutição. Com a terapia indireta estamos objetivando, também, o aumento de força, amplitude, velocidade e coordenação dos movimentos de orofaringolaringe, como a disfagia severa geralmente aumenta o risco de aspiração, normalmente é tratada com terapia indireta. Demostra que o tratamento com terapia indireta parece ser efetivo tanto isoladamente quanto associado à terapia direta em pacientes neurológicos.

Procedimentos Utilizados Durante a Reabilitação das Disfagias Orofaríngeas

Manobras de Aumento do Input Sensorial

Aumentar o *input* sensorial em alguns pacientes, através do local onde é colocado o bolo alimentar, da forma como a colher é pressionada na língua, com base nas características do bolo com volume, consistência, temperatura e sabor e com o tipo de utensílio utilizado, facilita o começo da fase preparatória oral, como também facilita o tempo de trânsito oral e diminui o tempo da fase faríngea em alguns pacientes.

Utensílios

O utensílio utilizado causa mudança na fisiologia da deglutição. A escolha deste depende do objetivo do terapeuta. Podemos usar colheres de diferentes tamanhos, canudos de diversos diâmetros, copos, seringas.

É importante utilizar o utensílio que mais se aproxima à função da deglutição, porém em determinados casos em que o paciente apresenta redução severa da abertura de boca, como em pacientes que se submeteram à cirurgia de cabeça e pescoço, fazemos o uso de seringa para a introdução do alimento. Estudos demostraram que oferecer o alimento com a colher causou menos penetração e aspiração, quando comparada à oferta de alimento no copo. Quando é permitido que os pacientes bebam no copo, estes tendem a dar um grande gole e aspiram, e quando aspiram ou sofrem penetração, é difícil encorajá-los a tentarem dar um novo gole. Além disso, dependendo do utensílio utilizado, a postura da cabeça pode-se modificar.

Temperatura

É uma das técnicas para aumentar o *input* sensorial e apresentar o bolo alimentar gelado ao indivíduo.

Os alimentos frios diminuem o tempo de trânsito oral da deglutição e, consequentemente, melhoram o tempo de início da deglutição faríngea. Alimentos com temperatura diferente da mucosa oral oferecem uma pista mais evidente que um alimento com a mesma temperatura da cavidade oral. Já alimentos com temperatura morna podem relaxar as estruturas da cavidade oral, aumentando o tempo de preparo do bolo.

Consistência

Trabalhamos com as consistências líquida, líquido-pastosa e sólida. A eliminação de alguma dessas consistências alimentares deverá somente ocorrer se nenhuma estratégia compensatória for eficiente. Com o decorrer da terapia, deve-se aumentar o grau de dificuldade da consistência do alimento. De acordo com a consistência e viscosidade do bolo alimentar oferecidas ao paciente, ocorrem mudanças na fisiologia da deglutição orofaríngea. E quanto mais viscoso for o alimento, maior a força empregada pela língua na fase oral, já o volume não apresenta interferências e mencionam redução do diâmetro de abertura do esfíncter esofágico superior durante a deglutição de alimentos de consistência sólida, quando comparada à consistência líquida.

Volume

Oferecer o alimento em quantidades menores e velocidade reduzida é uma forma de eliminar os riscos de aspiração dos pacientes. Consideramos ideais volumes a partir de 2 mL, pois são mais funcionais à deglutição por aumentar a pista sensorial em razão de seu peso, ressalvados alguns casos de pacientes que apresentam grande risco de aspiração, sendo melhor iniciar com volumes menores.

Estimulação Sensorial

As modificações no processo dinâmico da deglutição podem ocorrer por causa de uma hipo ou hipersensibilidade intraoral.

E para trabalhar a sensibilidade intraoral, a deglutição faríngea e a gustação, a técnica mais comum é a estimulação tátil-térmica;

assim pode ser realizado pela estimulação digital com dedo de luva, com cotonetes gelados associados a algum sabor, espelhinho laríngeo ou com cabo da colher de metal, sendo esta colocada no gelo por alguns segundos. O movimento realizado é sempre da região mais anterior para posterior intraoralmente, e idealmente em toda a orofaringe.

Os materiais com diferentes texturas (ásperos, rugoso, pontiagudo, liso) podem ser utilizados como estímulo. Lembramos que, em alguns casos de pós-operatório por câncer de cavidade oral, este estímulo só pode ser realizado após 16° dia após a cirurgia, com prévia autorização médica.

As regiões intraorais a serem estimuladas são: gengivas, papila retroincisal, laterais, ponta, meio e base de língua. E sempre que estimular, o terapeuta deve aguardar a resposta do paciente, e, sendo possível, oferecer o alimento após o estímulo, para assim trabalhar a função propriamente dita.

A estimulação tátil-térmica perioral também é bem-vinda, pois a ausência deste estímulo provoca hipersensibilidade da região facial.

É importante salientar que a frequência e intensidade com que essas estimulações são realizadas interferem na resposta do paciente. Nos indivíduos com hipersensibilidade, o estímulo deve ser aplicado leve e rapidamente, já nos que apresentam hipossensibilidade, o estímulo deve ser realizado com mais força e lentamente.

E para estimular a reação da deglutição (deglutição faríngea) realizamos a estimulação tátil-térmica tocando os receptores que se encontram nos pilares anteriores das fauces e, sempre que possível, em toda a orofaringe. Este estímulo deve ser realizado de 4 a 5 vezes consecutivas e firmemente com espelho laríngeo gelado várias vezes ao dia. E podemos também utilizar material, como cotonetes gelados associados a algum sabor ou com cabo da colher de metal, sendo esta colocada no gelo por alguns segundos antes do estímulo, como também estimular com oferta de gelo batido para o paciente deglutir.

E a terapia de estimulação tátil-térmica nos pilares anteriores das fauces em indivíduos normais mostrou que os estímulos mecânico, gelado e gustativos associados resultaram em uma redução do tempo de latência do início da deglutição, comparando-os a indivíduos que não foram estimulados, demonstraram que a estimulação dos pilares anteriores das fauces provoca uma mudança na excitabilidade corticobulbar na faringe e no comportamento da deglutição.

E para estimularmos a gustação, é importante utilizarmos diferentes sabores, como amargo, azedo, doce e salgado. É sabido que indivíduos, que ingeriram misturas cítricas, reduziram as penetrações e aspirações, quando comparados a indivíduos que ingeriram água natural. Observaram também um aumento da deglutição espontânea após a ingestão de ambos os estímulos. Acreditam que a deglutição de alimentos cítricos aumenta a gustação e estimula o nervo trigêmeo, ou seja, aumenta a capacidade de percepção dos receptores.

O alimento oferecido ao paciente apresenta importância nutricional, social e deve ser, principalmente, um ato prazeroso. Portanto, antes de sentir o gosto, o paciente, necessita ver e sentir o cheiro do alimento, para que assim inicie o ato da degustação.

E caso o paciente não goste da apresentação e do odor do alimento, fica difícil convencê-lo a se alimentar por via oral. A refeição tem de se iniciar e finalizar prazerosamente. Em geral, cores abertas e quentes, como laranja, amarelo e vermelho, estimulam o apetite. Já cores fechadas e frias, como verdes e azuis, não abrem o apetite. Juntamente com a equipe de nutrição, temos que apresentar e introduzir o alimento da forma mais prazerosa possível.

É importante lembrar que as sondas nasoenterais evitam que o paciente aspire alimentos, porém, não as secreções orais, que são as responsáveis por muitas das pneumonias aspirativas.

Acreditamos muito na importância da higienização oral antes de iniciarmos a terapia. Observamos que, após esta, os pacientes apresentam maior percepção dos estímulos sensoriais, deglutem mais vezes, e diminui-se o risco de pneumonia aspirativa. Existem estudos que comprovam que a aspiração traqueal das bactérias existentes na secreção oral é um importante fator de risco para pneumonia aspirativa, e que o índice de pneumonia diminui quando os pacientes realizam a higienização oral.

Como estamos falando de estimulação sensorial, vale a pena ressaltar uma manobra que vem sendo utilizada para reabilitar o olfato dos pacientes que foram submetidos à laringectomia total. A olfação é um processo passivo que ocorre durante a respiração nasal. Os laringectomizados totais perdem a capacidade da respiração passiva, pois o trajeto do fluxo de ar é mudado em decorrência da traqueostomia definitiva, o que resulta desta forma em diminuição do olfato e do paladar, com consequente inapetência. E para reabilitação da olfação existe uma técnica chamada de "*polite yawning*", que significa "bocejo educado". Os pacientes são instruídos a fazer um movimento extenso de bocejo enquanto mantêm firmemente os lábios ocluídos e, simultaneamente, abaixando a mandíbula, o assoalho da boca, língua, base da língua e o palato mole. Este movimento cria uma pressão negativa na cavidade oral e orofaringe, resultando no direcionamento do ar para o nariz, estimulando, assim, as células de receptores olfativos. Estes movimentos devem ser repetidos várias vezes de forma rápida, para que aumente a efetividade da manobra. Em geral, seu treino é realizado em uma sessão de 30 minutos e monitorado por um manômetro de água para que o paciente e o terapeuta tenham um *feedback* visual e verifiquem se a manobra está sendo ou não executada corretamente pelo paciente.

Exercícios Para o Controle do Bolo Alimentar

O trabalho direcionado à melhora do controle oral tem como objetivo que o bolo seja bem preparado e posicionado para ser deglutido. Exercícios isométricos, isotônicos e isocinéticos podem ser aplicados, dependendo do objetivo do terapeuta. Algumas possibilidades de exercícios seguem adiante:

- **Língua:** movimentação anteroposterior, o que ao mesmo tempo promove a elevação e o abaixamento da laringe, lateral, elevação e depressão; movimento de sucção de língua contra o palato; movimentação dos pontos cardeais associados à resistência, podendo ser ajudado com a espátula; emitir o som "ka/ka/ka", quando realizado com precisão, ajuda a melhorar o contato da base da língua com a parede posterior de faringe. Veis *et al.* (2000) verificaram o efeito de três técnicas para melhorar o movimento posterior da base da língua pela videofluoroscopia. Observaram que a técnica de gargarejar foi a que melhor mostrou a retração da base da língua.
- **Mandíbula:** massagem na região de masseter e temporal, exercícios de abertura de boca, anteriorização e lateralização; movimento de abertura associada à resistência manual.

- *Bucinador:* exercícios de sucção de bochechas, exercícios de sucção com oposição de força, por meio de espátula.
- *Orbicular dos lábios:* estiramento e protrusão; exercícios de protrusão com oposição de força, por meio da espátula.

Com o objetivo de melhorar o controle oral, podemos trabalhar o controle do bolo alimentar utilizando gaze presa externamente.

Dentro da gaze colocamos alimentos de diversas consistências e volume, e pedimos para que o paciente tente manipulá-lo, podemos dar pistas para que lado queremos a manipulação pelo monitoramento da gaze. O grau de dificuldade vai aumentando a partir da evolução do paciente. Ainda com a gaze, podemos trabalhar a sucção do paciente, embebendo-a em liquidificados. Estudos com eletromiografia na musculatura labial provaram que ingerir líquido pelo canudo produz maior atividade mioelétrica dos músculos labiais do que quando estamos fazendo a máxima compressão dos lábios. Acreditam em a possibilidade de músculos adicionais agir durante a sucção do canudo. Observaram, também, que pelo canudo, pacientes que apresentam diminuição da força da musculatura labial têm menor possibilidade de escape oral.

O que mais importa na execução destes exercícios é a precisão da força e mobilidade com que estes são realizados, o que também dependerá da colaboração e capacidade cognitiva do paciente.

Manobras Posturais

As manobras posturais são as primeiras estratégias utilizadas durante a reabilitação da deglutição, pois não requerem um aprendizado, e é necessária habilidade mínima para seguir instruções. Exigem menos tempo e um esforço menor por parte do paciente. As posturas não mudam a fisiologia da deglutição, e sim, mudam as dimensões faríngeas e o fluxo gravitacional da comida. Têm como objetivo facilitar a eficiência e segurança da passagem do bolo da cavidade oral para a faringe e o esôfago. São métodos compensatórios, porém temporários.

- *Queixo para baixo:* esta manobra é indicada para indivíduos com atraso da deglutição faríngea, com fechamento laríngeo reduzido e com redução da retração de base. Para os pacientes que apresentam atraso da deglutição faríngea, esta postura evitaria a aspiração antes da deglutição, pois possibilita o acúmulo de alimento nos espaços valeculares, evitando sua entrada prematura nas vias aéreas. Esta postura fornece proteção adicional às vias aéreas, pois direciona o bolo mais posteriormente quando este passa pela base da língua, além de estreitar o espaço entre a aritenoide e a base da epiglote. Permite, também, uma posição mais posterior da base da língua, sendo efetiva para pacientes que apresentam redução do contato da base da língua com a parede posterior da faringe, e sua contraindicação é para pacientes que apresentam alteração faríngea ou de língua. Esta manobra reduz as penetrações de alimento nas vias aéreas.

- *Cabeça para trás*: esta manobra facilita o trânsito oral pela ação da gravidade. É indicada para pacientes que demonstram dificuldades em ejetar o bolo da cavidade oral para a faringe. Deve ser usada com cautela, pois o risco de aspiração é maior, principalmente com a consistência líquida. Aconselha-se associar essa manobra a alguma manobra de proteção de vias aéreas e combinação com a postura de cabeça para frente. Esta postura é contraindicada para pacientes que apresentam alterações severas da fase faríngea da deglutição.
- *Rotação de cabeça para o lado pior*: postura de cabeça indicada para pacientes que apresentam alterações musculares unilaterais, como nos casos de alteração faríngea unilateral que resultam em estases de resíduos no lado afetado, sendo o paciente beneficiado com a rotação de cabeça para o lado mais fraco, deixando, desta forma, que o bolo seja impulsionado para o lado não afetado. Esta manobra também beneficia indivíduos que apresentam paresia ou paralisias de prega vocal decorrente de cirurgias de laringe ou tireoidectomias, resultando em aspirações durante a deglutição. Solicita-se que o paciente vire a cabeça para o lado afetado para compensar o fechamento glótico.
- *Inclinar a cabeça para o melhor lado*: esta manobra direciona o bolo para o melhor lado por ação da gravidade. É utilizada, na maioria das vezes, quando o paciente apresenta alteração unilateral da cavidade oral.
- *Deitar de lado*: o paciente é orientado a deitar de lado com a cabeça ligeiramente erguida. Esta manobra tem como objetivo eliminar, pela ação da gravidade, os resíduos que se encontram na faringe que podem penetrar nas vias aéreas após a deglutição.

Manobra de Proteção de Vias Aéreas à Deglutição

- *Manobra supraglótica:* os pacientes são orientados a prender a respiração, deglutir e tossir. Esta manobra melhora o fechamento das vias aéreas antes e depois da deglutição no nível da glote e reduz as chances de aspiração antes, durante e após deglutição.
- *Manobra super-supraglótica:* os pacientes são orientados a segurar o ar com força, mantendo a tensão nos músculos abdominais, deglutir e tossir. Esta manobra exige que o ar seja segurado com mais força do que na deglutição supraglótica, visando ao contato da aritenoide com a base da epiglote para o fechamento do vestíbulo da laringe. Tem como objetivo melhorar o fechamento das vias aéreas antes e durante a deglutição, no nível da entrada do vestíbulo laríngeo e da glote. Costuma ser particularmente eficaz em pacientes tratados cirurgicamente do câncer de cavidade oral, orofaringe e laringe.

As manobras não são suficientes para prevenir penetrações e/ou aspirações em médio e longo prazos, sendo necessária a execução de exercícios que têm o objetivo de proteger as vias aéreas à deglutição, como:

- *Aumento de adução glótica:* exercícios de adução glótica podem ser utilizados como complemento às manobras de proteção de vias aéreas, nos casos de pacientes que apresentam paresia ou paralisia de prega vocal. Exercícios de empuxo, resistência glótica e ataque vocal brusco auxiliam na melhoria da eficiência glótica. Esses exercícios devem ser utilizados com cautela e para casos selecionados, a fim de evitar alterações vocais.
- *Elevação laríngea:* as aspirações durante a deglutição podem ser decorrentes de alterações da elevação, anteriorização e simetria laríngea. Podemos trabalhar essas alterações laríngeas com exercícios de hiperagudos, modulação vocal e movimento anteroposterior de língua.

Manobras de Limpeza Faríngea

- *Manobra de esforço:* é orientado que o paciente contraia com força a língua e os músculos da faringe durante a deglutição. É útil para pacientes que demonstram redução da movimentação faríngea, o que pode resultar em resíduos na base da língua, na valécula e na parede posterior da faringe. Esta manobra resulta em melhora da movimentação posterior e pressão da base da língua, visando à limpeza da mesma.

- *Manobra de Mendelsohn:* é orientado que o paciente degluta normalmente, e no meio da deglutição, quando sentir a laringe elevada, mantenha elevada por dois segundos, e depois relaxe-a. Esta manobra tem como objetivo aumentar a extensão e a duração da elevação laríngea e de sua movimentação anterior durante a deglutição, elevando a abertura da transição faringoesofágica, como também, melhorar as condições de coordenação dos eventos faríngeos que ocorrem antes da fase faríngea da deglutição. Estes mesmos autores testaram o efeito de três manobras de deglutição em um paciente tratado cirurgicamente por câncer de cabeça e pescoço: supraglótica, super-supraglótica e manobra de Mendelsohn. Observaram que as três manobras modificaram vários componentes na deglutição faríngea, porém quando foi usada a manobra de Mendelsohn, a deglutição faríngea deste paciente tornou-se mais coordenada, com os eventos faríngeos ocorrendo em um tempo mais adequado. Esta manobra proporcionou uma maior adequação da retração da base da língua com a parede posterior da faringe, e não somente prolongou o tempo de elevação laríngea, como também aumentou a abertura da transição faringoesofágica e seu tempo.

A eletromiografia de superfície tem sido bastante usada para ensinar os pacientes a realizar as manobras de deglutição.

- *Manobra de Masako:* após introduzir o alimento na cavidade oral, é solicitado que o indivíduo interponha a língua entre os dentes e degluta. Esta manobra aumenta a movimentação da parede posterior da faringe, evitando estases alimentares, e aumenta o tempo de elevação laríngea, protegendo as vias aéreas inferiores. Porém, em um estudo realizado por Fujiu e Logemann (1996) em que dez sujeitos normais tiveram que deglutir 3 mL de bário durante o exame videofluoroscópico da deglutição, observou-se que, por esta manobra inibir o contato da base da língua com a parede posterior de faringe, ocorre aumento dos resíduos na valécula depois da deglutição, diminuição da proteção das vias aéreas, pois com esta manobra o movimento da base da epiglote (componente importante para o fechamento das vias aéreas) é reduzido, e, também, o atraso da deglutição faríngea, pois acredita-se que o movimento da base da língua apresenta um *input* sensorial importante para dar início à deglutição faríngea.

Para complementar as manobras de limpeza faríngea quando as mesmas não são totalmente eficientes ou não forem efetivas, podemos executar outras técnicas e/ou exercícios, descritos a seguir:

- *Técnica de Valsalva:* orienta-se que o paciente utilize uma força de contração parecida com a utilizada na defecação para auxiliar na abertura da transição faringoesofágica, aumentando a contração dos músculos adjacentes. É contraindicada para pacientes com problemas cardíacos, pulmonares e diverticulose de intestino.

- *Deglutições múltiplas:* orienta-se que, após ingerir o alimento, o paciente degluta várias vezes consecutivas para eliminar as estases alimentares em região de hipofaringe.

- *Alternância com líquidos:* para auxiliar na propulsão do alimento e retirar estases alimentares da cavidade oral e recessos faríngeos, recomenda-se que o paciente degluta líquido quando estiver se alimentando com consistências pastosas e sólidas.

- *Escarro:* solicita-se que o paciente faça o movimento de escarro e, em seguida, degluta. Esta manobra auxilia na retirada do resíduo da entrada de vias aéreas e/ou recessos faríngeos, como também trabalha o movimento da parede posterior da faringe e aumenta contato da base da língua com a parede posterior da faringe.

- *Mobilidade faríngea:* solicita-se que o paciente faça a fonação da vogal "i" em intensidade média-alta, aguda e entrecortada ("i-i-i-i-i"). Outro exercício solicitado é emitir "ri-ri-ri-ri-ri". Estes exercícios estimulam a aproximação das paredes laterais da faringe, aumentando a pressão da faringe e empurrando o bolo alimentar para o esôfago.

Manobras Propriamente Ditas

Tanto as manobras de proteção de vias aéreas, quanto as manobras de limpeza faríngea alteram o *timing* dos componentes neuromusculares da fase faríngea da deglutição. O objetivo dessas manobras voluntárias de deglutição é tentar eliminar ou reduzir as possíveis penetrações e/ou aspirações laríngeas. Para realização adequada dessas manobras é necessário que o terapeuta as instrua com uma boa linguagem e que o indivíduo apresente habilidades cognitivas, atenção, sequencialização e memória para compreendê-las, por isso, não conseguimos executá-las em todos os pacientes.

Técnicas de Indução da Deglutição

A prática clínica possibilitou a seguinte observação que movimentos específicos que realizávamos durante a reabilitação da deglutição induziam à deglutição. Estes auxílios específicos são:

- *Introdução da colher sem alimento:* observamos que alguns pacientes que apresentam fase oral alterada, caracterizada por um aumento do trânsito oral, propriocepção alimentar diminuída, redução do contato da língua com a parede posterior da faringe, dificuldade na propulsão do bolo ou atraso da deglutição faríngea, podem ter estase alimentar na cavidade oral e orofaringe. Verificamos que, ao introduzirmos a colher na cavidade oral sem alimento, como se estivéssemos oferecendo o alimento, geramos o ato da deglutição, resultando na limpeza das estases alimentares na cavidade oral e orofaringe.

- *Abaixamento da ponta da língua:* o abaixamento da ponta da língua, com uma colher ou espátula pode auxiliar o movimento da deglutição e aumentar a percepção do paciente.

- *Manipulação digital na gengiva:* a manipulação digital, para estimulação sensorial, também pode ser utilizada com o objetivo de aumentar a percepção do paciente e, consequentemente, auxiliar na deglutição.

Manobra Para a Musculatura Extrínseca da Laringe

- *Manobra de Shaker:* esta manobra tem como objetivo melhorar a força e a eficiência da musculatura extrínseca da laringe, que é responsável por sua elevação. Orienta-se que o paciente fique deitado, sem travesseiro e com os ombros encostados na cama, eleve a cabeça e olhe para os próprios pés, sem tirar os ombros da cama. Solicita-se que conte até três ou mais a cada elevação, caso o paciente consiga. Alguns estudos demonstram que esta manobra pode ser utilizada por pacientes com disfunção no esfíncter esofágico superior. Esta manobra apresenta uma parte isométrica, e uma isocinética. A parte isométrica consiste em elevar a cabeça três vezes durante 60 segundos e descansar por 60 segundos de uma elevação para outra. A parte isocinética do exercício de Shaker consiste em elevar a cabeça 30 vezes consecutivas, porém sem mantê-la elevada como no exercício isométrico. Quanto mais devagar for a velocidade durante a realização dos exercícios isocinéticos, maior será o ganho em resistência.

Paciente Traqueostomizado

Quando somos chamados para avaliar um paciente que está traqueostomizado, precisamos, primeiramente, saber quais são as condições clínicas deste paciente. Devemos saber que tipo de cânula este paciente está usando, se pode ou consegue manter o *cuff* desinsuflado, a quantidade, coloração e espessura da secreção, e se é dependente total ou parcial de ventilação mecânica.

A realização da traqueostomia em um paciente neurogênico e aos submetidos às cirurgias de câncer de cabeça e pescoço tem como objetivo garantir a respiração do paciente nos casos de edema laríngeo, quantidade excessiva de secreção pulmonar, necessidade de ventilação mecânica ou por risco de aspiração pulmonar. Porém, a realização desta acarreta consequências à deglutição.

A presença da cânula traqueal causa tracionamento da traqueia para baixo, fixação traqueocutânea e tem como resultado a redução da excursão laríngea, o que influencia na proteção das vias aéreas, na propulsão do bolo alimentar, dificulta a abertura da transição faringoesofágica, aumenta as estases em região de hipofaringe, podendo-se esperar que ocorra penetração laríngea e/ou aspirações traqueais, principalmente durante e após a deglutição.

1. O uso de cânulas com *cuff* insuflado podem levar à obstrução esofágica, o que promove acúmulo de alimento na transição faringoesofágica, facilitando as aspirações traqueais após a deglutição.
2. Sua presença pode acarretar alterações vocais, no processo de umidificação, aquecimento e filtragem do ar, no olfato e no paladar.
3. O desvio do ar expirado pela cânula dificulta a limpeza das secreções laríngeas e altera os mecanismos de defesa, como a tosse.

REABILITAÇÃO DA DISFAGIA OROFARÍNGEA

4. A presença da cânula de traqueostomia por longos períodos acarreta a redução da sensibilidade laríngea.
5. Perda da pressão positiva, que modifica a resistência do fluxo aéreo, o que pode alterar a coordenação do fechamento glótico.

Após uma avaliação clínica bem-feita, para iniciarmos a reabilitação da deglutição no paciente, traqueostomizado, o ideal seria poder manter o *cuff* desinsuflado durante a fonoterapia. Porém, isto não é possível em todos os casos. Dependerá das condições clínicas do paciente, sendo muitas vezes necessário iniciar fonoterapia com *cuff* insuflado. Deve ser ressaltada a necessidade da aspiração da cânula de traqueostomia por um fisioterapeuta ou pela equipe de enfermagem ou por um fonoaudiólogo habilitado para tal procedimento. Lembrando que a aspiração é realizada, primeiramente, nas narinas, com a mesma sonda aspira-se o conteúdo de cavidade oral e faringe, troca-se a sonda e aspira-se a traqueia. Nunca se deve aspirar a traqueia com a mesma sonda que passou pelo nariz e pela cavidade oral, pois aumenta o risco de infecção.

O paciente que pode ficar pelo menos com o *cuff* parcialmente desinsuflado permite que se utilizem as habilidades de proteção das vias aéreas, como tossir, pigarrear, expectorar as secreções e fazer vocalizações. Tais habilidades seriam mais efetivas, caso o *cuff* estivesse totalmente desinsuflado. Se o indivíduo conseguir realizar estas habilidades efetivamente, ou de forma parcial, podemos começar o treino de via oral. Porém, antes de iniciar este treino, para determinarmos a competência das vias aéreas, podemos ter uma ideia objetiva se o indivíduo está ou não aspirando pelo *blue dye test*. E neste teste consta da aplicação de algumas gotas (em torno de 3 a 4 gotas) de anilina azul sobre a língua do paciente durante um período de 48 a 72 horas, seguindo-se um protocolo de aspiração. Estas vão se misturar com a saliva ou com o alimento (caso esteja sendo testado), e o indivíduo vai degluti-las. O paciente é aspirado imediatamente após a deglutição e de 15 a 30 minutos em um período de 2 horas, para ser observada a presença ou não de secreção corada na traqueia. Sendo positivo, concluímos que algum mecanismo de proteção das vias aéreas está falho, resultando em aspiração traqueal. É orientado a toda a equipe que documente a presença do conteúdo corado na traqueostomia durante o procedimento de aspiração. Este teste não tem como objetivo determinar se o paciente é candidato ou não à via oral. Mesmo ficando evidenciado que o paciente aspirou, não fica clara a causa, o momento ou a quantidade do conteúdo aspirado. É um teste útil, porém apresenta suas limitações, necessitando, assim, que os seus resultados sejam bem interpretados. Um estudo de Belafsky *et al.* (2003) relata que a sensitividade deste teste foi de 82%, e que a sensitividade do mesmo foi maior (100%) quando aplicado em indivíduos com ventilação mecânica.

Quando se suspeita de aspiração do refluxo da dieta enteral que está sendo oferecida pela sonda nasogástrica ou gastrostomia, mesmo estando com o *cuff* insuflado, sugere-se misturar a anilina azul à direita enteral para confirmarmos a suspeita.

A partir do momento em que o paciente está conseguindo manter a saturação de oxigênio, a frequência respiratória e o batimento cardíaco com o *cuff* desinsuflado, temos que dar início ao trabalho de oclusão traqueal para normalizar o fluxo aéreo, melhorar a sensibilidade da laringe, os mecanismos de proteção de vias aéreas e possibilitar uma deglutição mais eficiente, reduzindo o potencial de aspiração. E que a manutenção de um sistema subglótico fechado permite o aumento da pressão subglótica, que é fundamental para a eficiência da deglutição. É sugerido para pacientes que não estão acostumados a ficar com a traqueostomia ocluída, iniciar o treino de oclusão de 5 a 10 segundos. Quando começarem a lidar melhor com seu fluxo aéreo, vamos aumentando o tempo de oclusão gradativamente. Durante este treino, solicitamos tarefas de vocalização como variação do *pitch*, por exemplo, assim podemos observar como está a qualidade vocal do indivíduo, se a voz está ou não molhada (indicativo de penetração e/ou aspiração laríngea), a capacidade de lidar com a secreção e a elevação laríngea. Devemos observar também como está a elevação laríngea pela deglutição da saliva.

A oclusão da traqueostomia não diminui o risco de aspiração. Sugere-se que o tempo de oclusão tem um importante papel na fisiologia da deglutição, ou seja, quanto maior o tempo de oclusão, mais vantajoso é para a deglutição.

E, normalmente, treinamos a oclusão da cânula de traqueostomia com a borracha do êmbolo da seringa, ou podemos ocluir a mesma com uma gaze em formato cilíndrico, sem esquecer de prender suas extremidades na fita que segura a cânula de traqueostomia, pois caso não seja tomado este cuidado, o paciente pode sufocar-se em algum momento de inspiração. Preferimos o uso da borracha do êmbolo da seringa. É importante instruir o indivíduo que, durante este treino, caso tenha sensação de sufocamento ou falta de ar, é só retirar a borracha ou gaze de traqueostomia.

No caso o paciente tenha condições clínicas, pode ser utilizada, também, uma válvula de fala unidirecional que é adaptada na cânula interna da traqueostomia, permitindo a entrada do ar durante a inspiração e seu fechamento na expiração, dirigindo o fluxo de ar para traqueia, laringe, pregas vocais e cavidades oral e nasal. Nos pacientes que são dependentes de ventilação mecânica, apresentam um quadro pulmonar estável e suportam a desinsuflação do *cuff*, pode ser utilizada uma válvula de fala chamada *Passy-Muir*.

Esta válvula é um pequeno dispositivo colocado entre a cânula de traqueostomia e o ventilador mecânico, que permite a entrada de ar nos pulmões, mas não permite sua saída pela cânula. Além de possibilitar a comunicação oral, também propicia a melhora do olfato e da gustação, melhora da proteção das vias aéreas e, consequentemente, reduz o risco de aspirações, auxilia no gerenciamento das secreções, diminui o tempo de decanulação e, principalmente, fornece uma melhor qualidade de vida ao paciente.

A realização de ausculta cervical em pacientes traqueostomizados e dependentes de ventilação mecânica é mais difícil por causa da interferência do aparelho e pelo fluxo aéreo estar modificado.

A reabilitação propriamente dita do paciente traqueostomizado não difere dos outros tipos de pacientes que apresentam disfagia. Fora o que foi dito anteriormente, o raciocínio clínico é o mesmo quanto às terapias direta, indireta e manobras utilizadas. É sempre bom lembrar que, durante a reabilitação do paciente traqueostomizado, seja com ou sem via oral, o terapeuta deve estar sempre atento à ocorrência de queda da saturação do oxigênio e se a pressão sanguínea se mantém, pois estes sinais podem ser indicativos de que o paciente está aspirando ou tendo queda do quadro geral, sendo necessário interromper a estimulação imediatamente.

Técnicas de Monitoramento

As técnicas de monitoramento pelo *biofeedback* oferecem a visualização de alguns componentes da deglutição pela manipulação digital, visualização de imagens ou gráficos, ou monitoramento auditivo que podem ser valiosos tanto para o paciente quanto para o terapeuta.

- **Percepção da elevação laríngea:** durante a deglutição com o bolo alimentar, solicita-se que o paciente coloque sua mão na laringe do terapeuta enquanto este estiver engolindo e depois em sua própria laringe, para que ele possa comparar e perceber o movimento adequado da laringe durante a deglutição. Esta técnica pode ser chamada de *biofeedback* indireto.

- **Videoendoscopia (FEES, FEEST), videofluoroscopia, eletromiografia de superfície, ultrassonografia, cintilografia, ausculta cervical, oximetria de pulso:** estes *biofeedbacks*, cada um com sua função, são utilizados durante a deglutição do bolo alimentar, permitindo que o terapeuta e o paciente observem as estruturas anatômicas, verifiquem a eficácia e o desempenho das manobras e técnicas utilizadas no momento do exame, e percebam se o paciente está penetrando e/ou aspirando o alimento pela visualização de imagens, gráficos ou monitoramento auditivo.

E todas as manobras descritas anteriormente não dão, de forma obrigatória, o resultado esperado, e nem sempre são efetivas, se isoladas. Muitas vezes necessitam estar associadas a outras posturas para termos uma maior efetividade. Temos que testá-las sempre utilizando as técnicas de monitoramento para confirmarmos sua funcionalidade.

Próteses Orais

As próteses orais podem ser utilizadas para a reabilitação tanto das disfagias mecânicas, quanto das neurogênicas.

As próteses obturadoras de palato podem facilitar a deglutição de pacientes que foram submetidos a palatomias parciais e/ou totais que podem apresentar, como consequência, refluxo alimentar para a cavidade nasal, dificuldade na sucção e mastigação.

Nas ressecções que envolvem apenas o palato duro, as próteses obturadoras palatinas podem ser colocadas durante o intraoperatório ou tardiamente, minimizando as sequelas pós-cirúrgicas.

E para facilitar o fechamento velofaríngeo dos pacientes que apresentam disfagias mecânicas e neurogênicas, coloca-se uma prótese elevadora no palato mole. Pode, também, ser confeccionado prótese com o objetivo de diminuir o espaço intraoral e facilitar o contato da língua com o palato para a manipulação e propulsão do bolo alimentar. Esta mesma prótese seria eficiente em determinados casos de paralisia ou paresia do hipoglosso unilateral e bilateral, em que poderia facilitar este contato, uma vez que o indivíduo apresente dificuldade na mobilidade de língua.

É recomenda uma prótese de língua, nos casos de glossectomia, que facilita a deglutição por apresentar uma depressão em sua região posterior, guiando o bolo alimentar para a orofaringe.

13

Laserterapia e Fonoaudiologia

O mundo está cada dia mais tecnológico e o que há de mais moderno hoje na área da saúde é o tratamento com *laser* para diversas especialidades da saúde.

A *laserterapia* vem auxiliar os profissionais da fonoaudiologia em suas práticas diárias como uma ferramenta complementar ao trabalho. Segue adiante algumas profissões que já utilizam essa ferramenta.

Na medicina, na odontologia é usado *laser* de alta potência acima de 500 mW, como: *laser* cirúrgico com efeito de corte, vaporizar, carbonizar e coagular as células e tecidos do corpo humano.

Já na fisioterapia, fonoaudiologia, enfermagem, nutrição, estética é usado *laser* de baixa potência até 500 mW com efeito de diagnóstico ou terapêutico com ação sobre o atrofismo celular.

O *laser* de baixa potência para o diagnóstico é utilizado na: Espectroscopia, Fluorescência e *Biospeckles*.

O *laser* de baixa potência para o tratamento é utilizado na: *Laserterapia* e na Terapia Fotodinâmica (PDT).

É um tratamento não invasivo com baixa contraindicação e não medicamentoso, que consiste na absorção da luz e sua utilização na atividade celular. O estímulo luminoso é o gatilho para a regulação do metabolismo.

O *laser* deve ser indicado com critérios e dentro de um plano terapêutico e a aplicação por profissionais habilitados, a fim de garantir resultados satisfatórios.

O *laser* tem ação sobre diversos tecidos: ósseo, epitélio, conectivo, muscular e nervoso. E cada tecido interage de maneira diferente com os diversos comprimentos de onda.

13 LASERTERAPIA E FONOAUDIOLOGIA

Na *laserterapia* os comprimentos de onda com maior penetração no tecido humano são o vermelho e o infravermelho.

A *laserterapia* é aplicada localmente e via sistêmica que é o ILIB via uma pulseira em que a luz percorre a corrente sanguínea.

A *laserterapia* tem os efeitos cicatrizante e analgésico, vejam a seguir algumas das doenças tratadas com *laser* que melhoram a qualidade de vida de seus pacientes:

Alzheimer, Parkinson, Autismo, Esclerose Múltipla Lateral, Disfagia, Síndrome de Guillan-Barré, Síndrome de Rett, Acidente Vascular Cerebral (AVC), Acidente Vascular Cerebral Encefálico (AVCE), Esclerose Múltipla Amiotrófica, Demências, Paralisia Facial, Problemas Vocais, Rinite, Disfonia, Paralisia Motora entre outras.

14

Laserterapia Sistêmica (ILIB)

A *Laserterapia* Sistêmica (ILIB) é uma modalidade terapêutica que consiste na irradiação do sangue.

A *Laserterapia* Sistêmica teve início na Rússia, em 1970, e é realizada em todo mundo com comprovação científica com artigos nas principais revistas científicas do mundo como vários estudos e resultados em diversas patologias diferentes.

A *Laserterapia* Sistêmica tem Ação Imunológica; pois ativa as células de defesa circulantes de forma preventiva, resultando em menor inflamação por lesão. A ação fotodinâmica em membranas aumenta a permeabilidade, favorecendo a entrada de cálcio e estimulação celular.

Principais Efeitos

- Antioxidante.
- Antiagregante plaquetário – enzima PGEI2.
- Melhora da capacidade hemorreológica das hemácias.
- Efeitos anti-inflamatórios.
- Fotodesligamento do NO – angiogênese.
- Ação nos lipídeos sanguíneos.
- Ativação de células do sistema imunológico.

Indicações

- Irradiação em artéria radial.
- Melhora do sono.
- Melhora do humor e estado emocional.
- Melhor *performance* em esportes.

14 LASERTERAPIA SISTÊMICA (ILIB)

- Melhora da disposição em geral.
- Recuperação cirúrgica e pós-parto.
- *Stress*, insônia e fadiga.
- Drenagem linfática.
- Complicações cardíacas e vasculares.
- Recuperação de atletas.
- Doenças neurológicas.
- Doenças crônicas.
- Artrites, fibromialgia e outras doenças inflamatórias.

Contraindicações

- Pacientes que fazem uso de Marevan, antes de iniciar *laserterapia*, tem de ir ao médico para realizar a substituição do medicamento.
- Pacientes em tratamentos ontológicos, apenas com autorização do médico responsável.

Tratamento com *Laserterapia* Sistêmica

O tratamento é realizado por um profissional de saúde devidamente capacitado com curso de *Laserterapia* com carga horária de, no mínimo, 20 horas com prática terapêutica.

É realizada avaliação em que paciente apresenta diagnóstico médico, e o profissional avalia necessidade e os benefícios da *Laserterapia* Sistêmica – ILIB para cada caso. Vale ressaltar que protocolo de aplicação é de 10 sessões contínuas e para Doenças Crônicas e Neurológicas com manutenção após as 10 sessões semanal de 1vez por semana.

O tempo de aplicação é cerca de 30 minutos ou metade do peso para crianças e animais.

A *Laserterapia* Sistêmica (ILIB) tem os efeitos cicatrizante e analgésico, vejam a seguir algumas das doenças tratadas com *laser* que melhora a qualidade de vida de seus pacientes:

Diabetes, Doenças Cardiorrespiratórias, Artrite, Fibromialgia, Doenças inflamatórias, Alzheimer, Parkinson, Autismo, Esclerose Múltipla Lateral, Disfagia, Síndrome de Guillan- Barré, Sindrome de Rett, Acidente Vascular Cerebral (AVC), Acidente Vascular Cerebral Encefálico (AVCE), Esclerose Múltipla Amiotrófica, Demências, Paralisia Facial, Problemas Vocais, Rinite, Disfonia, Paralisia Motora, Síndromes entre outras.

15

Fonoaudiologia e Eletroestimulação (EENM)

Buscar alternativas e tecnologias para tornar os tratamentos mais eficientes e eficazes é um dos objetivos da fonoaudiologia. Entre estudos e experimentos, mecanismos são descobertos e aprimorados como da eletroestimulação (EENM).

Por entender a importância da prática da eletroestimulação no exercício da profissão, o Conselho Federal de Fonoaudiologia (CFFa) emitiu o Parecer nº 43, em 6 de abril de 2016, e informou que o profissional deverá ser capaz de indicar o uso do método, de acordo com a necessidade de cada paciente.

A Fonoaudiologia pode-se beneficiar e apresentar resultados satisfatórios com esta técnica aliada à terapia convencional. Novos estudos demonstram resultados favoráveis do uso da eletroestimulação na melhora da qualidade vocal e da deglutição de pacientes na clínica fonoaudiológica.

Um deles é a eletroestimulação (TENS) – uso da corrente elétrica, de baixa voltagem, com finalidade analgésica que possibilita o relaxamento. Já corrente (FES) possibilita fortalecimento de musculatura ajudando processo de reabilitação.

Vale salientar que fonoaudiólogo tem de conhecer o aparelho e a técnica antes de aplicar no paciente e realizar avaliação e raciocínio clínico para necessidade de cada paciente.

A Disfonia pode ser definida como qualquer dificuldade ou alteração na emissão natural da voz. A literatura aponta a disfonia por tensão muscular como uma alteração hiperfuncional da fonação, originada por lesões laríngeas benignas, como nódulos e espessamento mucoso. Técnicas de relaxamentos cervical e laríngeo são recomendadas no tratamento da disfonia por tensão muscular a fim de buscar o equilíbrio da musculatura intrínseca da laringe, desta forma, a TENS pode colaborar no tratamento da disfonia hiperfuncional por promover analgesia e relaxamento muscular.

A disfagia é uma alteração na deglutição, ou seja, no ato de engolir alimentos ou saliva. Pode ocorrer em diferentes fases da vida, especialmente em idosos, podendo trazer sérias consequências à saúde.

As consequências da disfagia reduzem substancialmente a qualidade de vida, aumentam o risco de complicações médicas e a mortalidade, e representam um custo significativo para os sistemas de saúde. Como resultado, comunidades clínicas e científicas têm demonstrado interesse em novos caminhos para reabilitação da disfagia.

A EENM para o tratamento dos distúrbios da deglutição é uma das intervenções atualmente estudadas na literatura, porém muitas questões sobre a sua eficácia ainda não foram respondidas. Considerada um dos recursos terapêuticos atuais para a disfagia orofaríngea, a EENM é usada, desde 1997, nos Estados Unidos, quando foi aprovada pela Food and Drug Administration (FDA), com a finalidade de promover movimentação supra-hióidea, laríngea e o favorecimento da contração dos grupos musculares envolvidos diretamente com a deglutição.

Entre 1997 e 2000 foi realizada uma ampla pesquisa sobre a utilização da eletroestimulação no tratamento da disfagia, objetivando a habilitação junto à FDA10 para a liberação de um aparelho eletroestimulador, o VitalStim®, de uso específico para o tratamento da disfagia, demonstrando ser a eletroestimulação eficiente e segura para esta modalidade terapêutica.

A eletroestimulação é um método que traz benefícios na reabilitação de indivíduos com disfagia e disfonia na clínica fonoaudiológica.

No tratamento da disfonia houve diminuição do tamanho das lesões laríngeas, melhora do grau da disfonia, aumento do TMF e fechamento glótico com diminuição da tensão das pregas vocais, além de diminuição da atividade elétrica muscular e da dor, mostrando-se benéfico na melhora da qualidade vocal.

Os resultados dos estudos e da prática clínica demonstraram que a terapia convencional de disfagia associada à eletroestimula-

FONOAUDIOLOGIA E ELETROESTIMULAÇÃO (EENM)

ção é benéfica e mais eficiente que só a eletroterapia ou a terapia convencional e auxilia no processo de reabilitação dessa população na clínica fonoaudiológica. Verificou-se melhora no quadro da disfagia orofaríngea como o retorno de dieta por via oral, diminuição de episódios de aspiração laringotraqueal, aumento da movimentação hiolaríngea, diminuição no tempo de trânsito faríngeo, redução da xerostomia nos casos de radioterapia e aumento do nível de ingestão oral.

Bibliografia

Allison J, Campbell IL, Morahan G *et al*. Diabetes in transgenic mice resulting over-expression of class I histocompatibility molecules in pancreatic beta cells. *Nature* 1988;339:529-33.

American Psychiatric Association. *Diagnostic and statistical manual of mental disorders*, 4th ed. Washington, DC: American Psychiatric Press; 1994.

Anais do V Simpósio Brasileiro de DNM/ELA. *Esclerose Lateral Amiotrófica: sua manifestação no Brasil*. I Simpósio Verde Vida Saúde. *Saúde com Equilíbrio*; 2006.

Anthony JC, LeResche L, Niaz U *et al*. Limits of the mini-mental state as a screening test for dementia and delirium among hospital patients. *Psychological Medicine* 1982;12:397-408.

Appel SH, Smith RG, Engelhard JI, Stefani E. Evidence for autoimmunity in amyotrophic lateral sclerosis. *J Neurol Sci* 1993;118:169-74.

Arbuckle JL. Full information estimation in the presence of incomplete data. In: Macrolides GA, Schumacher RE (eds.). *Advanced structural equation modeling: issues and techniques*. Mahwah, NJ: Lawrence Erlbaum Associates; 1996. p. 243-77.

Associação AVC. (Acesso em: 07 fev. 2017). Disponível em: http://www.associacaoavc.pt/.

Associação Brasil Parkinson. (Acesso em: 07 fev. 2017). Disponível em: http://www.parkinson.org.br/.

Associação Brasileira de Alzheimer. (Acesso em: 07 fev. 2017). Disponível em: http://abraz.org.br/.

Associação Brasileira Esclerose Lateral Amiotrófica. (Acesso em 2017 fev 07). Disponível em: http://www.abrela.org.br/.

BIBLIOGRAFIA

Associação de Esclerose Múltipla. (Acesso em: 07 fev. 2017). Disponível em: http://abem.org.br/.

Bäckman L, Jones S, Berger AK *et al.* Cognitive impairment in preclinical Alzheimer's disease: a meta-analysis. *Neuropsychology* 2005 July;19(4):520-31.

Benson AD, Slavin MJ, Tran TT *et al.* Screening for Early Alzheimer's Disease: Is There Still a Role for the Mini-Mental State Examination? *Prim Care Companion J Clin Psychiatry* 2005;7(2):62-9.

Bentler PM. Comparative fit indexes in structural models. *Psychol Bull* 1990;107:238-46.

BIOHOUSE Terapias e Franquia de Reabilitação. (Acesso em: 07 fev. 2017). Disponível em: http://www.biohouseterapias.com.br.

Bollen KA, Long JS. *Testing structural equation models*. Thousand Oaks, CA: Sage Publications Inc.; 1993.

Borkowska A, Sobów T. Neuropsychological assessment in the diagnosis and differential diagnosis of fronto-temporal dementia. *Neurol Neurochir Pol* 2005 Nov-Dec;39(6):466-75.

Borroni B, Anchisi D, Paghera B *et al.* Combined (99 m) Tc-ECD SPECT and neuropsychological studies in MCI for the assessment of conversion to AD. *Neurobiol Aging* 2006 Jan;27(1):24-31.

Borson S, Scanlan JM, Watanabe J *et al.* Simplifying detection of cognitive impairment: comparison of the Mini-Cog and Mini-Mental State Examination in a multiethnic sample. *J Am Geriatr Soc* 2005 May;53(5):871-4.

Bradley SG, Good P, Rasool CG, Adelman LS. Morphometric and histochemical studies of peripheral nerves in amyotrophic lateral sclerosis. *Ann Neurol* 1983;14:267-77.

Browne M, Cudeck R. Alternative ways of assessing model fit. In: Bollen KA, Long JS (eds.). *Testing structural equation models*. Thousand Oaks, CA: Sage Publications Inc.; 1993. p. 136-62.

Cockrell JR, Folstein MF. Mini-Mental State Examination (MMSE). *Psychopharmacol Bull* 1988;24(4):689-92.

Coffey CE, Wilkinson WE, Parashos IA *et al.* Quantitative cerebral anatomy of the aging human brain: a cross-sectional study using magnetic resonance imaging. *Neurology* 1992;42:527-36.

Colcombe SJ, Erickson KI, Raz N *et al*. Aerobic fitness reduces brain tissue loss in aging humans. *J Gerontol A Biol Sci Med Sci* 2003;58A:M176-M180.

Colcombe SJ, Kramer EF. Fitness effects on cognitive function in older adults: a meta-analytic study. *Psychol Sci* 2003;14:125-30.

Crook T, Bartus R. Age-associated memory impairment: proposed diagnostic criteria and measures of clinical change. Report of a National Institute of Mental Health work group. *Dev Neuropsychol* 1986;2:261-76.

Crum RM, Anthony JC, Bassett SS *et al*. Population based norms for the Mini-Mental State Examination by age and education level. *JAMA* 1993;269:2386-91.

Cummings JL, Mega M, K Gray *et al*. The Neuropsychiatric Inventory: assessing psychopathology in dementia patients. *Neurology* 1994;44:2308-14.

Dalchan R, Kirkley J, Fabre JW. Monoclonal antibody to a human leukocyte specific membrane glycoprotein probably homologous to the leucocyte common (L-C) antigens of the rat. *Eur J Immunol* 1980;10:737-44.

Fernandez RA. *Eletroterapia e eletroacupuntura: princípios básicos*. Florianópolis: Bristot; 1998.

Hanyu N, Oguchi K, Yanagisawa N, Tsukagoshi H. Degeneration and regeneration of ventral motor fibers in amyotrophic lateral sclerosis. Morphometric studies of cervical ventral s. *J Neurol Sci* 1982;55:99-115.

Julien R, Ferrer X. Multiple sclerosis: an overview. *Biom Pharmacotherapy* 1989;43:335-46.

Kawamata T, Akiyama H, Yamada T, McGeer PL. Immunologic reactions in amyotrophic lateral sclerosis brain and spinal cord tissue. *Am J Pathol* 1992;140:691-707.

Lampson LA, Kushner PD, Sobel RA. Major histocompatibility complex antigen expression in the affected tissues in amyotrophic lateral sclerosis. *Ann Neurol* 1990;28:365-72.

Linden RWA. (ed.). The Scientific Basis of Eating. Front Oral Biol. Basel, Karger; 1998. v. 9. p. 223-38.

Luz TM. Racionalidades médicas e terapêuticas alternativas. In: *Série - Estudos de Saúde Coletiva*. Rio de Janeiro: Universidade do Rio de Janeiro, UERJ; 1993. n. 62

BIBLIOGRAFIA

Matis L, Glimcher L, Paul W, Schwartz R. Magnitude of response of histocompatibility-restricted T-cell clones is a function of the product of the concentrations of antigen and Ia molecules. *Proc Natl Acad Sci* (USA) 1983;80:6019-22.

Mazzuca M, Lhermitte M, Lafitte JJ, Roussel P. Use of lectins for detection of glycoconjugates in the glandular cells of the human bronchia mucosa. *J Histochem Cytochem* 1982;30(9):956-66.

Índice Remissivo

Os números acompanhados pela letra **q** em negrito indicam quadros

A

Aceitação
  na experiência da perda, 6
Acidente vascular cerebral (AVC)
  paciente com, 25
    hemorrágico, 29
      causas, 29
      definição, 29
      diagnóstico, 32
        angiografia do cérebro, 34
        ecocardiograma, 34
        exame clínico, 33
        exame de sangue, 33
        ressonância
          magnética, 34
        tomografia
          computadorizada, 33
        ultrassom da carótida, 34
      fatores de risco, 31
        estilo de vida, 31
        idade, 32
        gênero, 31
        medicamentos
          e doença, 31
        raça, 31
        medicamentos
          utilizados, 34
      outras complicações e
        sequelas, 36
        dificuldade em conversar
          ou engolir, 36
        hidrocefalia, 37
        mudanças no cuidado
          próprio, 37
        paralisia ou perda dos
          movimentos dos
          músculos, 36
        perda de memória, 36
        problemas emocionais, 36
        síndrome de dor
          central, 36
        trombose venosa
          profunda, 37
      prevenção, 35
      reabilitação, 35
      sintomas, 29
      tratamento, 30
        cirurgia, 30
        medidas emergenciais, 30
    isquêmico, 25
      causas, 27
      definição, 27
      sintomas, 27
      tratamento, 27
        demais procedimentos, 28

91

ÍNDICE REMISSIVO

emergencial com
  medicamentos, 28
procedimentos
  emergenciais, 28
Acupuntura, 11
  definição, 11
  terapia, 11
Agressividade
  no paciente com Alzheimer, 22
Alzheimer
  paciente com, 15
    alterações de
      comportamento, 20
      agressividade, 22
      alucinações, 21
      ansiedade, 22
      delírios, 21
      depressão, 22
      insônia, 20
      perambulação, 21
      sexualidade exacerbada, 21
    atuação do fonoaudiólogo, 18
    características, 15
    causas, 15
    diagnóstico e tratamento, 17
    evolução, 15
      dos sintomas, **16q**
      estágios, 15
    exercícios
      fonoaudiológicos, **19q**
    manejo dos sintomas, 22
    prevenção, 17
Angiografia
  do cérebro
    no paciente com AVC, 34
Angioplastia
  no paciente com AVC, 28
  definição, 28
ANVISA, 2
Aromaterapia
  definição, 12
  terapia com, 12

Arteterapia
  definição, 12
  terapia, 12

B

Barganha
  na experiência de perda, 5

C

Clipagem cirúrgica
  no paciente com AVC, 30
Cognitivo
  desenvolvimento
    da vida idosa, 10
Collet-Sicard
  síndrome de, 55
    causas de, 55
Crescimento, 3
Cuidados paliativos, 1

D

Deglutição
  indução da
    técnicas de, 71
    manobra de proteção de vias
      aéreas à, 68
Delírios
  no paciente com Alzheimer, 21
Depressão
  na experiência de perda, 5
  no paciente com Alzheimer, 22
Desenvolvimento humano
  da vida idosa, 9
  psicologia do, 3
    fases, 4
      adolescência, 4
      adulto, 4
      idoso, 4
      infância, 4

ÍNDICE REMISSIVO

nascimento, 4
pré-natal, 4
Desvio intracraniano
  no paciente com AVC, 30
Disartria
  na ELA, 47
Disfagia, 84
  no ELA, 46
  orofaríngea
    reabilitação da, 59
    procedimentos utilizados, 61
    próteses orais, 76
    técnicas de
      monitoramento, 75
Disfonia, 83
  na ELA, 48
Doença de Parkinson, 51
  dopamina no tratamento de, 51

E

Ecocardiograma
  no paciente com AVC, 34
Eletroestimulação
  e fonoaudiologia, 83
    disfagia, 84
    disfonia, 83, 84
    nos distúrbios
      da deglutição, 84
Eliquis
  no tratamento do AVC, 31
Embolização endovascular
  no paciente com AVC, 30
Endarterectomia carotídea, 28
  definição, 28
Esclerose lateral amiotrófica, 45
  causas, 45
  definição, 45
  gerenciamento
    fonoaudiológico, 49
  início, 45

objetivos, 46
processo de reabilitação
  e gerenciamento da doença, 46
  disartria, 47
  disfagia, 46
  disfonia, 48
sintomas, 45
tipos, 46
  esporádica, 46
    descrição, 46
  familiar, 46
    descrição, 46
tratamentos, 49
Esclerose múltipla
  paciente com, 39
  causas, 39
  definição de, 39
  desenvolvimento, 40
  desmielinização, 40
  diagnóstico, 42
  incidência, 39
  lesões, 39
  sinais, 41
  sintomas, 40, 41
  tratamento, 42

F

Físico
  desenvolvimento
    na vida idosa, 9
Florais
  definição, 12
  terapia com, 12
Fonoaudiologia
  e Alzheimer, 18
  e eletroestimulação, 83
  e home care, 1
    hospitalar, 2
  e laserterapia, 79
  e office care, 7

G

Garcin
  síndrome de, 56
    causas, 56
Guillain-Barré
  síndrome de, 56
    causas, 56
    definição, 56
    diagnóstico, 56
    tratamento, 56

H

Hereditariedade, 3
Hidrocefalia
  sintomas, 37
Home care
  e fonoaudiologia, 1
  conceito de, 1
  cuidados paliativos, 1
  regulamentação do, 2

I

Input sensorial
  manobras de aumento do, 61
  consistência, 62
  estimulação sensorial, 62
  temperatura, 62
  utensílios, 61
  volume, 62
Insônia
  no paciente com Alzheimer, 20
Ioga
  definição, 12
  terapia com, 12

L

Laringe
  musculatura extrínseca da
    manobra para a, 71

Laserterapia
  e fonoaudiologia, 79
  ação, 79
  aplicações, 80
  indicações, 79
  sistêmica, 81
  ação, 81
  contraindicações, 82
  definição, 81
  efeitos, 81
  indicações, 81
  início, 81
  tratamento com, 82
Limpeza faríngea
  manobras de, 68
  deglutições múltiplas, 70
  esforço, 68
  Masako, 69
  Mendelsohn, 89
  mobilidade faríngea, 70
  técnica de Valsalva, 70

M

Manobras posturais
  na reabilitação oral, 66-67
Maturação
  neurofisiológica, 3
Miastenia *Gravis*, 57
  crise, 58
  definição, 57
  estudo eletroneuromiográfico, 58
  início, 57
  tratamento, 58
Musicoterapia
  definição, 12
  terapia, 12

N

Negação
  na experiência de perda, 5

Neuropatias periféricas
  paciente adulto com, 55
    miastenia *gravis*, 57
    polirradiculoneurite aguda, 56
    síndrome do espaço
      retroparotidiano, 55
    síndrome dos nervos
      cranianos, 55

O

Office care
  fonoaudiologia e, 7

P

Parkinson
  paciente com, 51
    causas, 52
    diagnóstico, 53
    incidência no Brasil, 51
    prevenção, 53
    sintomas, 53
    tipos, 52
    tratamento, 54
Perambulação
  no paciente com Alzheimer, 21
Perda
  experiência da, 5
    estágios, 5
      aceitação, 6
      barganha, 5
      depressão, 5
      negação, 5
      raiva, 5
Próteses orais
  utilização das, 76
Psicologia
  do desenvolvimento humano, 3
    definição, 3
    divisão, 3
    fases, 3
    fatores, 3
    metas, 3

R

Radiocirurgia enterotáxica
  no paciente com AVC, 30
Raiva
  na experiência de perda, 5
Reiki
  definição, 12
  terapia com, 12
Ressonância magnética
  no paciente com AVC, 34
Riluzole
  no tratamento da ELA, 49

S

Sexualidade exacerbada
  no paciente com Alzheimer, 21
Shaker
  manobra de, 71
Shiatsu
  definição, 12
  terapia com, 12
Síndrome
  de Collet-Sicard, 55
  de Garcin, 56
  de Guillain-Barré, 56
  de nervos cranianos, 56
  de Tapia, 57
  de Vernet, 57
  de Villaret, 55
Sistema de assistência domiciliar, 2
Social
  desenvolvimento
    da vida idosa, 10
Sonda
  nasoenteral
    desmame da, 2

ÍNDICE REMISSIVO

T

Tapia
  síndrome de, 57
    causa, 57
Terapias
  complementares
    à saúde, 11
      acupuntura, 11
      aromaterapia, 12
      arteterapia, 12
      florais, 12
      ioga e meditação, 12
      musicoterapia, 12
      reiki, 12
      shiatsu, 12
Tomografia computadorizada
  no paciente com AVC, 33
Traqueostomia
  cânula de, 74, 75
  oclusão da, 74
  realização de, 72
Trombose venosa profunda
  sintomas, 37

U

Ultrassom
  da carótida
    no paciente com AVC, 34

V

Varfarina
  no tratamento do AVC, 31
Vernet
  síndrome de, 57
  sintomas, 57
Vida idosa
  desenvolvimento da, 9
    cognitivo, 10
    físico, 9
    social, 10
Videoendoscopia, 76
Villaret
  síndrome de, 55
    causas, 55

X

Xarelto
  no tratamento do AVC, 31
Xerostomia, 85